你是否曾經「不信任」自己的身體，
而過分依賴各種藥物的治療？
現在，驚奇順勢療法將給你超強逆轉的自癒力！

驚奇順勢療法

健康研究中心　主編

前　言

——給欲確保身體健康，盡情享受人生的你

《驚奇順勢療法》本書有五大要點：

一、身體並非只是工作的機器而已，享受人生才是真正重點。

二、假如肌肉或骨骼產生輕微的異常現象，就會引起身心方面的疾病。

三、將呼吸視為身體的一部分，相信你也能成為自己的主治醫師。

四、唯有重視自己的身體，身心才能得到平衡。

五、身體不只是供你使用，你也要去照顧身體。

所謂事在人為，只要用心觀察自己的身體，就能避免許多可能發生的疾病。

以前，有位法號「慧能」的禪師，活到一百二十多歲。這種事在現代看來似乎不可思議，尤其攝食的食物是素食，營養未必能達到均衡。但是，由於他重視自己的身體，並且生活很規律，以致即將圓寂時，尚能用脈搏測出升天時間。

至於現代，各種健康法在坊間流行，吃什麼補什麼的說法頗為流行。全民健康保險制度的實施，使國人在全國各地均可接受醫療。現代人臟器移植的普遍，更顯示醫學的發達與進步，因此也挽救了許多人的生命。

但是，現代人過於依賴藥物治療而忽略了身體發出的訊號代表何種疾病的訴求，稍有病痛便到醫院求診。由於如此，醫院候診室充滿人潮，好似到寺廟拜拜的盛況！而保險宛如添香油錢，似乎只要一點錢就能保平安、健康，疾病也能自癒。神明或許能保佑平安，但無法不讓你生病；如果能將心思轉移到注意自己的身體，就不至於百病叢生了。

此書的目的在教導你如何改善體質。醫院只能將病人治癒一半，剩餘的一半全靠病人本身的意志力與生命的自癒力。有些人將一切歸給「病由心生」，就是說即使病症不嚴重，而自己卻意志消沈，只會更加重病情而已。書中的各種順勢療法都是簡單易學，加上恆心和放鬆身心，相信必能使你迅速恢復健康。

《驚奇！順勢療法》這本書能引導你創造更美滿的人生與健康！

目錄 Contents

第二章 治療身體異常的神奇科學

第三章　保護身體與調整姿勢，使缺氧情況客

第四章　影響身心的因素

第五章 各種疾病的改善、根治法

終　章　培養憂患意識

序章

免疫力就是對抗疾病的能力

免疫力，是機體自身的免疫能力，是人體抵抗外界疾病侵襲的能力。但是現代人卻很少注意自己的免疫力，很多人都認為只有孩子才需要提高免疫力，自己身強體壯的，疾病早就找不上自己的。其實，我們的身體都會受到疾病的侵襲，最主要有兩大原因就是──⑴低體溫，⑵少運動。

我們身體的白血球可說是免疫系統的中樞，一旦體溫上升，就會讓它的貪吃和殺菌能力跟著變活躍。感冒或身體狀況不好時，常會出現發燒的症狀，這是因為此時身體的免疫軍隊正處於奮戰的狀態，也就是身體正在讓體溫上升，好讓白血球的免疫作用能夠火力全開。

1．現代人的免疫力比以前的人弱

體溫比正常值多升高1度C，免疫力就會瞬間提升5～6倍；相反地，體溫一下降，就會讓白血球的活動力變得遲緩，造成免疫力低落。

從研究瞭解，當體溫下降1度C，免疫力就會下降超過30％以上。現代人的體溫越來越低，50年前國人平均體溫為36.8度C，但是現在卻下降到頂多為36.2～36.3度C，而大多數人的體溫其實只有35度而已。也就是說，現代人比以前的人，體溫下降了近1度C，代表著免疫力也下降了超過30％。

另外，癌細胞在35度C的環境下最容易繁殖，一旦體溫在39.3度C以上就會凋亡。或許這能說明體溫大多是35度C的現代人，為何會這麼容易得到癌症。

體溫低是所有大病小病的原因——一旦體溫下降、免疫力低落，除了癌症以外的其他各種病症也會很容易發生。體溫一下降就會出現的不適症狀：

一、疼痛 頭痛、腰痛、神經痛等疼痛，很多是因為體寒所引起的。若疼痛的那個部位連帶會感覺熱熱的，就是身體想辦法要加溫，好讓血液循環順暢以治好疼痛的證據。

二、感冒 感冒的英語是「cold」，正如字面的意思「寒冷的」，感冒是由於體寒而引起的。得到感冒或支氣管炎就會發燒，這就是為了保護冷掉的身體所產生的症狀。

三、便秘、浮腫 肚子太過冰冷，會讓腸胃的運作變遲鈍而導致便秘，也會讓小便和汗的排泄變差，因而讓水分和排泄物囤積在體內，容易造成身體浮腫。

四、精神疾病 因憂鬱症而自殺的精神疾病患者，以寒冷地區居多，由此可看出憂鬱症和體寒有關。

免疫力會下降的兩大原因：

一、生活中運動減少，身上肌肉變少，身體變冷變寒了。

二、過著不運動的「輕鬆生活」。

2．不使用肌肉的生活，造成免疫力下降

現代人的體溫低、免疫力下降的一個很大原因，可以說是因為過著便利輕鬆的生活，不需要運動到身體所造成的。

在50年前，人的平均體溫比現在約高了1度C，因為打掃房子時會用長撣子、掃把、抹布清掃；洗衣服時會用洗衣板，用力敲敲打打，將汙漬敲掉後，再將衣服一件一件地晾起來，像這樣的做家事方法，就是全身運動。而且以前的交通不太發達，走很長一段路買個東西、上班、上課、辦事，都是很稀鬆平常的事。

現在的社會，不管是吸塵器或是洗衣機這類的家庭電器，都十分普及，所以就算不怎麼運動到身體，也能做好家事，不用站站坐坐，也能用一指神功按一按遙控器，將萬事都搞定。

因此，我們的運動量變得非常少，使用肌肉的機會也減少了。如果我們不使用肌肉，會有什麼後果呢？

人體的體溫約有40％使由肌肉負責產出的，而現代人就是因為不使用肌肉，才會造成體溫下降。相反地，使用肌肉，就能讓體溫升高。一般的情況下，做運動或勞動肌肉到身體稍微開始出汗時，體溫會上升1度C，也就是只要我們動一動身體開始流汗時，免疫力也會一瞬間提升5～6倍。

3・「人體發熱器」──肌肉

腹部和腿部的肌肉變少了。

中醫認為腹部是「正中心」，就是指腹部位於身體的中心處，此處是生命基本的重要部位。摸一摸腹部就能得知身體的各種狀況，而其中不得不令人在意的，就是腹部變冷這件事。

「正中心」寒冷則全身都冷，即使怕熱的人，若肚子摸起來冷冷的話，也算是「易冷體質」。寒冷會讓身體的免疫力下降，但其中又以腹部發冷，最容易讓免疫力大幅下降。

這麼說是有根據的，因為腸道裡存在著集合淋巴結免疫器官等全身約70％的淋巴組織，因此腸道可說是人體免疫力中心。

此外，全身約有90%的血清素存在腸道中，應該有很多人聽過血清素這個名詞，它是神經傳導物質，目前認為血清素不足和憂鬱症之間有很大的關係。

因為免疫細胞集中在腸道，所以負責保護腸道的重責大任，就有賴腹肌了。腹肌無力，腸道就會變冷、變寒，造成免疫力和精神變差；相反地，腹肌有力，腹部溫暖，腸道的血液迴圈就會暢通，身心也會變得有朝氣、有精神。

免疫系統是身體健康的重要保障之一，但是人體的免疫功能會隨著年齡的增長而下降，這是多個因素共同作用的結果。

其中先天因素是次要，後天因素才是主要的，包括環境、飲食、生活習慣、疾病等。因此，在日常生活在中，注意提升自身的免疫力尤為重要。

4．刺激活化免疫力的方法

一、充足睡眠　在季節交替時，易出現因工作壓力大、睡眠不足而導致的蕁麻疹、帶狀皰疹等與免疫力下降相關的疾病，一定要保證充足睡眠。充足的睡眠要保證醒來時體力恢復、精力充沛，一般成人每天睡眠時間在7～8小時，老人也不能低於6小時。

二、優格早餐　美國健康協會的一項研究發現，優格可以使「壞」的膽固醇（低密度脂蛋白LDL）水平降低，並將尿路感染的風險降低47%。某些優格中所含的益生菌，更可以大幅提高機體免疫力和抗病能力。

三、多吃大蒜　美國馬里蘭大學醫療中心研究發現，常吃大蒜不僅有助於提高免疫力，還能幫助防止心臟類疾病。不過，腸胃疾病患者要少吃。但大蒜素遇熱易揮發，建議將其搗碎後放置10～15分鐘再吃，讓蒜氨酸和蒜酶等物質互相作用，提高營養價值。

四、常飲蜂蜜水、薑汁水、檸檬水　研究表明，蜂蜜中的抗氧化劑是提高免疫力的助推器；生薑是天然的鎮痛劑和解毒劑，有一定對抗感染的作用；檸檬中含有豐富的維生素C，有抗氧化性。

富含抗氧化劑和維生素C的食物，能夠保護身體免受自由基的侵蝕和有害分子的損害，促進免疫系統健康。

五、享受下午茶時光 下午3、4點後，人體精力開始衰退，此時，喝杯下午茶或咖啡、吃些點心不僅能補充熱量，還能緩解連續工作後的疲勞，通過自我調節，保持自身免疫系統健康。

六、每周堅持鍛煉 美國國家醫學圖書館一項報告顯示，運動能夠幫助「沖洗」肺部細菌，提高免疫系統檢測疾病能力。

現代人工作壓力大，但在身體基礎狀況正常的情況下保證每週五天，每次30分鐘～60分鐘的運動量即可。

七、多曬太陽 保持體內高水準維生素D，就可以更好地預防嗓子痛、普通感冒和鼻塞等問題。

一般來說上午十點、下午四點陽光中紫外線偏低，可避免傷害皮膚，每次曬的時間不超過半小時即可。

八、保持微笑 美國史丹福大學研究人員發現，笑能增加血液和唾液中的抗體及免疫細胞數量，緩解疲勞，是提高免疫力的良藥。

生活中，要多些積極向上的思想，通過運動、讀書、與朋友聊天冥想等方式轉移注意力，減輕壓力。

九、冥想靜坐　打坐冥想能同時強化身與心——加強心理免疫系統，增強心理抵抗力，同時還能改善身體免疫系統。

對於身體：由於下半身被盤結，心臟向上半身的供血就會加大，所以短時間內就能體會到頭腦清醒，更重要的則是，由於供血量增加，上半身氣血循環會明顯改善，進而體現為抗寒能力、呼吸系統、脊椎、免疫系統的全面改善。

對於心理：打坐的同時，把心神收回來，守住自己，調整自己呼吸的節奏，感覺到自己的呼吸變得綿長，感覺到自己身體的發熱。然後就是恢復了自己的知覺讓身體更敏感，知冷知熱，哪兒的感覺不舒服，馬上有反應。有點賊風虛邪進來，身上皮膚毛孔就能收縮，沒覺的人就是敞開大門讓敵人都進來了，感覺到自己打嗝，放屁，吐痰，排寒氣，這都是增強免疫力的一個主要的表現。

第一章

自然治癒力

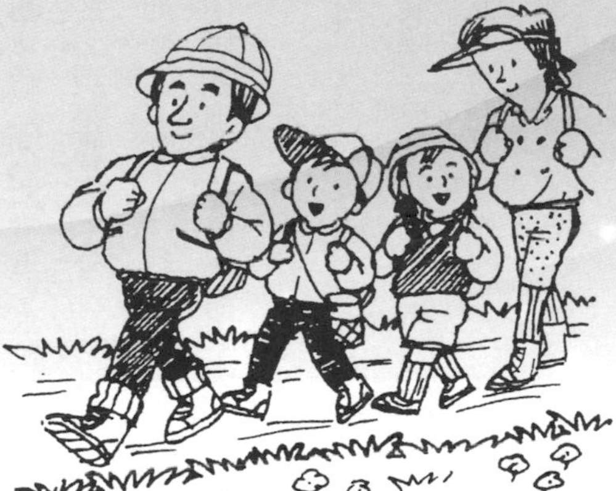

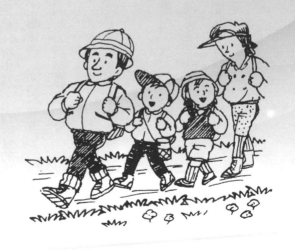

1．和尚不會生病的理由

大家一定會覺得很奇怪吧——為什麼和尚不會生病？住在寺廟裏的和尚每天都在做些什麼呢？其實他們並不特別去做什麼事，也沒有製造什麼東西，大部分的時間中只是在體驗生命。無論是喜悅，或是慌張，皆把一切事物視為理所當然，就如同每天在家裏養育子女、燒飯洗衣、照顧老人的家庭主婦般，只是謹守本分，踏實地生活而已。

可是，人吃五穀雜糧，哪有不生病的呢？所以和尚們便研究出各種自我治癒疾病的能力，也就是我們經常說的「自然治癒力」。

所謂「自然」，就是以自身覺得合理的方式，治癒自己身上的疾病。例如發燒、瀉肚子等症狀，都屬於身體自然調節的現象，所以只要聽其自然就好。

不過，也不能因為這樣，就連一些令人難過萬分的症狀，也聽其自然哪！所以我們便得利用身體能辦到的各式運動，間接提昇自我治癒的能力。這種不吃藥、不打針的辦法，相信不管是誰，都樂於學習吧！

2．元氣產生於什麼地方？

「元氣」一詞，在東方醫學中扮演著十分重要的地位。所謂「元氣」，是一種與生俱來的氣，吸收了從食物或空氣而來的養分，成為延續生命的原動力。

先天元氣所在的地方就存在於身體的某些部位，使用它的話就會增加，不使用的話便會減少；更進一步地說，就是指從大腿內側，到腳拇趾間，以及自腋下到手指、腹部這些地方。所以只要先天元氣飽滿，便能充分發揮自然的治癒力。舉例來說，當元氣充滿於身體背後的部位時，不僅重心會穩定，精神也會安定下來。但如果元氣衰弱，重心便會跑到小趾側面，使得身心呈現不安的狀態。

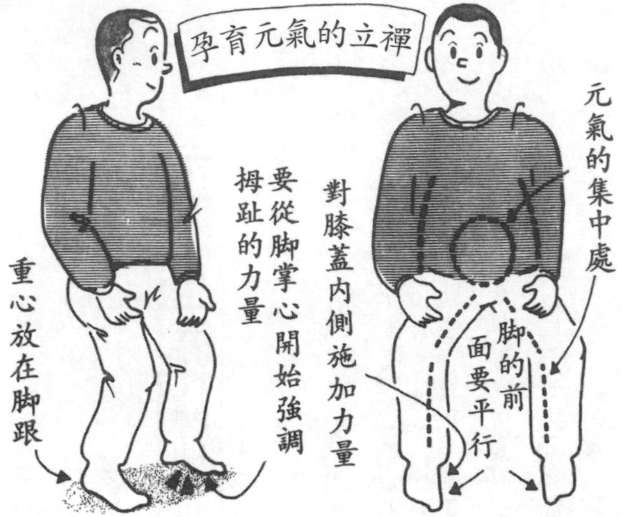

當人處於不安的狀態下，便會很容易發脾氣，這時就好像一隻被鍊住的狗那般，因無法自由活動而終日吠叫。所以我們便得想辦法來加以防範。

大家都知道，人是靠著食物、活動和呼吸維持生命的，所以一切無法用藥醫治的疾病就可以按照人體自然的治癒力回復元氣。否則從前那種沒有手術、抗生素的時代，大家又如何能保持健康呢？到了科學昌明的今天，雖然在醫藥研究上日新月異，但人終歸是動物，還是應該把恢復元氣作為醫療和人生之間的橋樑。

3．到底要吃些什麼東西？

除了運動之外，在吃的食物上也能幫助元氣的積聚。不過，到底要吃些什麼好呢？像今天這樣物資充裕的時代，連窮人吃的都好像是從前的貴族一般，所以在三天兩頭大吃大喝之下，造成了飲食過重的現代病。

因此，負責消化吸收的腸胃，就會天天處於過度勞動的狀態，長久下來也會使元氣耗損；尤其當你在宿醉的早上，更能深深體會到這種說法。

可是，即使是那些本來元氣就不甚充沛的人，如果少吃少動，就會像出家人那樣，不想要金銀財寶，也無意追逐功名利祿。所以就算只有薄弱的元氣，但是在善加利用下，一樣能體會到健康快樂的人生。

不過，由於現在要討論的是一般人的飲食問題，所以就先來研究食物的質到底對我們人體有哪些影響。

相信大家都聽過，人是一種「生於土，歸於土」的動物。

為什麼說是生於土呢？那是由於我們吃了各種從土裏長出來的東西，所以才有這種說法。那些被我們放養的動物，由於求生本能的影響，便學習到種種自我治癒的方式，例如吃草、吃土等行為；所以當人類看到這種情形後，便仿效其方法，也吃起灶灰來了。

至於今天的我們，由於吃了由土中所孕育出來的蔬菜，所以等於間接食用了土中的各種礦物質，因此當你食用蔬菜時，就好像是吃了新鮮的礦物質膠囊一樣。

作者家中養的兩隻雞，就像前面所說的那樣，似乎十分瞭解自己的身體，當蛋殼變薄時，就會跑去啄貝殼吃，所以能適時補充鈣的不足。而等到鈣質充分的時候，就絲毫不去碰那些東西了。

但是，進化到今天，原始感覺鈍化的我們幾乎早已忘記自己的身體需求了，所以為了慎重起見，便得廣泛地攝取種種養分。例如，在吃沙拉時，最好能把五種以上的蔬菜組合起來，不要只弄一些包心菜絲拌點兒沙拉醬，就湊和著吃；正確的方法應該是；找一些你喜歡吃的葉菜類、根莖類、海草類，甚至水果等，再加以組合調配，便是一道營養均衡的沙拉了。

在嬰幼兒時期的小孩子們，通常母親所給的都是未經調味的蔬菜，因為那些過度調味的東西多半是品質不好的食物，所以一旦吃下太多那類的東西時，便會使人的體質也走下坡。

運動不足及過食是令現代人煩惱的兩大原因，所以在地球上不活動而拼命吃的動物，我看除了養豬場的豬之外，大概就是人類了。

此外，運動不足的後遺症，久而久之也會使人的各種感覺變得痲木，所以光靠每天在家所走的基本步數（一千二百步），根本就起不了什麼作用。因此我鼓勵大家做慢跑或是快走的運動，彌補平日活動的不足，以及運動的偏倚。

4．身體的異常將帶來疾病

有人說，只要步行，一萬步便能消耗四百卡路里的熱量。可是我們的身體又不光是燃燒熱量的機器，最重要的一點是在於運動的均衡性；也就是說，當我們在做運動時，一定會有某些肌肉沒有運動到，所以往往會導致骨骼的歪曲。這種失常雖然不容易感覺，但旁人只要看見你身體的動作左右不一致，便能一目瞭然。

發生這種症狀的原因，雖然運動不足為主要因素，但你也許不知道，這種失常也會肇始於任何運動上，而形成了疾病的導因。所以在下一章中，將教你各種調整骨骼的方法，以培養身體內的元氣。

5．能產生幹勁的起床運動

當我們想要活動時，身體便會延伸，這是大家都知道的事。不過，延展身體對我們到底有什麼好處呢？

關於充實元氣的方法，我們在前面已針對飲食和運動提過建議，現在要討論的是呼吸的方法。

伸懶腰這種動作是連貓狗都會做的事。每當牠們午覺醒來，就會伸伸懶腰，一溜煙跑出去玩。人也一樣，每次要去做什麼事之前，總會延展身體；這時有一些對身體較為敏銳的人，就會感覺到呼吸作用是先從胸部開始產生的。

這時，胸部就會漸漸舒張，重心往上提昇，看起來好像是不安定的逆三角形。所以人往往為了避免倒下，採取了某些行動。

可是，如果在休息不動時去觀察呼吸的話，便會發現肚子呈突出的狀態，就好像下方比較胖的水壺般，不但沒有不適的感覺，身體也用不著採取什麼勉強的配合行動。所以當和尚坐禪時，就會自然而然採取腹式呼吸，讓身體看起來像是一隻大水壺一樣。因此心情不定、經常坐立難安的人，可以採用上述的坐禪式坐姿。

此外，有些整天懶洋洋的人，多半採取腹式呼吸。因此我建議你不妨進行「伸展身體」的治療法。當然啦，一天只做一、兩分鐘的話，想要改變這種習慣簡直是不可能的事。如果持之以恆，每天做上十來分鐘，身體便會有顯著的進步；同時，也會不自覺地產生幹勁。

不過，由於幹勁的產生是基於呼吸和骨骼之間的配合，如果能學會早晨起床時簡單的幹勁體操，便可確切地改善體質。

首先要做的就是「伸展」，使體內的呼吸狀態改為胸式呼吸。經過幾分鐘之後，摸摸看脖子周圍或額頭是否有點兒出汗？如此一來，就完全了暖身的運動，而頭部的血液循環也會跟著改善，讓你隨時都能回復工作。當然啦！有時限於氣溫或體質的緣故，並非人人都會出汗。但一般情況下，只要是確切地改變了呼吸狀態，便會在上述的部位流汗。

有些在頭部附近不會出汗的人，久而久之會容易感冒。通常一提到感冒的成因，大家馬上就會想到是病毒的感染。事實上，也有很多不是由病毒引起的感冒，而是源於平日所患的小感冒才誘發出來的，與病菌根本無關。因此最有效的辦法是讓他發燒，促進身體出汗，如此便能獲得初步的改善。

也就是說，對感冒而言，入浴是有效的。不過，關於入浴的治療，也有著許多不同的方法。

6．促使出汗的「足浴」

臉色不太好，並且常常會吐出黃色痰液的人，最好不要洗熱水澡，因為這樣容易消耗體力，使症狀惡化。要改用足浴來促使輕微發汗，治療初期的感冒。

所謂「足浴」，就是坐在椅子上，上半身以毛巾保持體溫，腳踝以下浸泡在熱水中，水的溫度維持在42度左右，等待出汗。水冷了之後，要適時加入熱水補充。只要注意換水，在溫度恆定的情形下就容易促使發汗。不過，這時絕對不可以大口咕嚕咕嚕地灌水，以免有不良的影響。感冒時，就是內臟疲勞的徵兆，所以如果不注意喝水的方式，鼻水和痰便會相對增加。

在發汗以前，通常需經過20分鐘左右，所以千萬不要操之過急。

過了一會兒，身體發熱後，便會一邊打哈欠，一邊出汗，脖子周圍和額頭也會有少許汗珠出現。到此為止，便是理想的出汗狀態。千萬不要以為大量出汗就是好

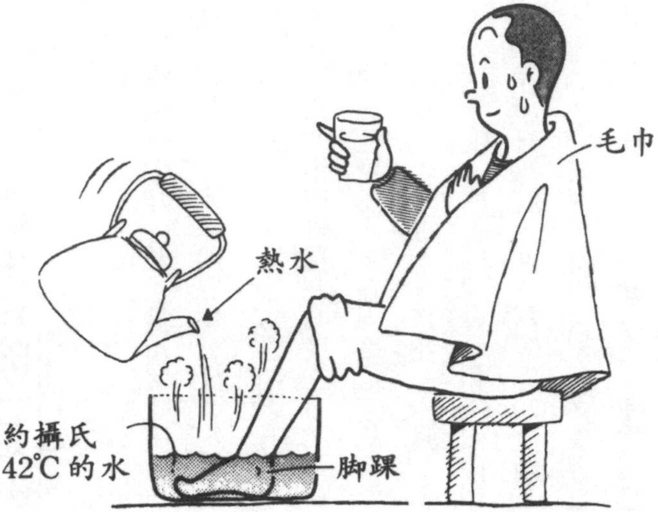

現象。不久，呼吸方法便會從腹式轉為胸式。此時如果想治癒感冒，最好大量吸氣，因為在恢復體力時，需要許多氧氣。這點如果細心觀察，一定能夠發現。

事後，假使想排尿，就意味著已達到目的。不過，為了補充維他命的緣故，可以喝一杯真正的檸檬蜂蜜，並換下內衣褲，全身保持溫暖後再稍事休息。

有時候，當你覺得十分疲勞時，就會無意識地把腳放在桌上，兩手交叉當作枕頭。但是此時的你，可知道這就是自然治癒力送給你的大禮物嗎？一般來說，不消一分鐘就會改變姿勢，所以你根本不會發燒。如果以這種姿勢持續十分鐘不動，就會開始打哈欠，嚴重疲勞時更會不自覺地呼吸大睡呢！這種動作便是治療身體疲勞時的最佳姿勢；即使你根本從未發覺過，但你的身體本身卻知道。

「把手足舉起於心臟之上，就能改善循環，消除疲勞。」

這種知識是從身體所得到的經驗累積而成，如果能確實執行，必能使當天的疲勞都完全消除掉。可是一般不瞭解這個道理的人，便會在疲勞未完全消除時，又回復隔天的工作。長久下來，這些積聚下來的疲勞便會形成疾病。

一般說來，這種身體無意識的治療行動並沒有文獻參與研究或提出肯定，但是我認為這種人在無意識中產生的恢復行動，其實應該獲得更高的評價才對，因為這實在是一種不用花費金錢，又沒有害處的好辦法。

7．往上舉起，便能獲得痊癒的扭地

「老師，我的左腳腳踝扭傷了，怎麼辦！」

某健康教室有一天接到一位女士的電話。對方是一位年逾六十歲的老人家。

「什麼？怎麼會這樣？」

「唉！還不是因為昨天在跳交際舞時，愛漂亮穿了高跟鞋的緣故。當時雖沒有異狀，誰知道今天卻逐漸腫了起來，現在已經腫得發疼了呢！」

「是嗎？可是你還可以走路，看起來不是骨折吧！如果照我上次教的方法，將腳舉起到比心臟高的部位，休息一陣子之後應該沒有問題。」

「只要舉起來就好了嗎？真的嗎？」

「對！至少要持續兩小時以上，把左腳放在椅子上，將腳踝冰敷，用冰袋或是冰毛巾都行。可是切記，一定得抬起來喲！最少要兩小時。」

「噢！我知道了。」

據說從那時起，這位女士整晚都把腳放在桌上睡覺，持續了八小時之久。所以隔天才能看到她坐在健康教室後面，像平日一樣地做體操。

這種事你相信嗎？扭傷的腳踝，如果按正常情況，依照她的年齡，幾乎得花一年以上的功夫調養才行。但只要使用前述的方法，竟能夠奇蹟似地復原，比起醫院裏的治療有效得多呢！

這種方法不單是對扭傷而已，連手指或腳趾的傷也有效，只要做好消毒工作及止血的程式後，再把腳或手舉起來放在心臟以上的地方就行，然後身體會自己替你治療。儘量保持愈長的時間愈好。如此一來，不但不會化膿，而且傷也出乎意料地能夠加速復原。所以在應付外傷時，光是注意細菌的問題是不夠的。

8・在無意間的動作中進行治療

就如前面所說的那樣，各種疲勞或疾病均能藉由無意識的動作產生療效，如果能重複施行，便會形成無副作用且優異的治療方法。

這種方法恰好和化學性的抑制療法背道而行，所以要是能活用自然治療，便得先破除自然治療法是一種「無為而治的治療方式」的觀念。

而且，這種自然治療法是因人而異的，所以如果能把它充分運用，才能因療法和身體的緊密結合，產生極致的自然治癒力。

人吃五穀雜糧而活，幾乎沒有誰能避免生病，所以身為生物的我們，更應該學習在無意識中消除自己不適的方法。例如：一個疲累的人一回到家，就會自然地把腳擱在桌上，喝杯水休息一下，不久便會因姿勢舒服，呼呼入睡了。

如果是一個不知道這種治療方法的人，或是怕姿勢不雅觀就把腳抽回，哈欠打一半便忍住，無意間就會因為疲累的根源並沒有消除，萌發出疾病的種子。

因為，再三打哈欠之後，多半會因眼淚流個不停，使得眼睛清晰、精神振奮；而舉腳的好處不用我們再次敘述，的確能帶給身體莫大的助益。所以這些治療疾病的無意識療法就好像你的好朋友般，值得信賴。

第二章

治療身體異常的神奇科學

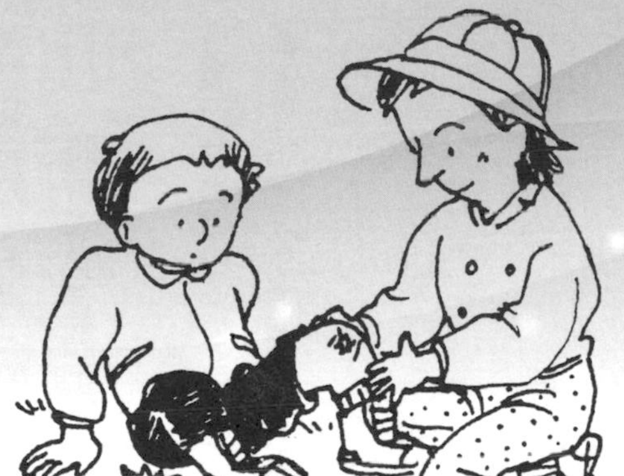

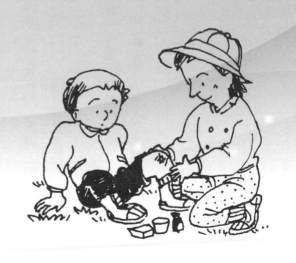

1．身體的異常是不正確的體位所導致

假如有人從後面叫你，你會從哪邊轉過身去呢？用哪一隻手拿東西？穿褲子時會先從哪一隻腳開始穿？

人的動作一定會有左右之分，而這些習慣絕不是短時間就能養成的。不過，如果不正確的姿勢持續過久，嚴重時就不是腰痛或是肩膀硬化而已，將會導致骨骼不正而影響到內臟。

而且，當我們在不知不覺中製造出疾病的誘因時，雖然身體已發生變化，但自己可能沒有察覺。下面我們來做一個有趣的實驗，可以自我鑑定骨骼，以及謀求治療的方法。

2．送秋波的實驗

首先躺下來，臉部保持不動，眼睛儘量朝左右送秋波。

你現在已經確實完成這個動作了嗎？這種送秋波的動作，依個人對左右的感覺而有所不同。當然啦！那些帥哥美女對這種動作可能會覺得比較熟練。但現在討論的只是動作本身，跟那些事完全扯不止關係。

由於眼球能自由活動的因素就在於黏住眼白部分的六條肌肉，所以如果對某一方的運轉感到不靈活，可能就是在這六條肌肉之中有硬化的現象。

接著，再仰臥躺著，把雙手儘量拉開，雙膝直立併攏，朝左右倒下，如此便能看出腰硬化的程度。通常一個眼球肌肉硬化的人，腰部肌肉也會跟著硬化，所以朝左右倒下時，便能明顯感到左右的差異。

不過，假使朝右倒時腰部不舒服，也可以採用膝蓋朝右倒，儘量伸展，然後兩

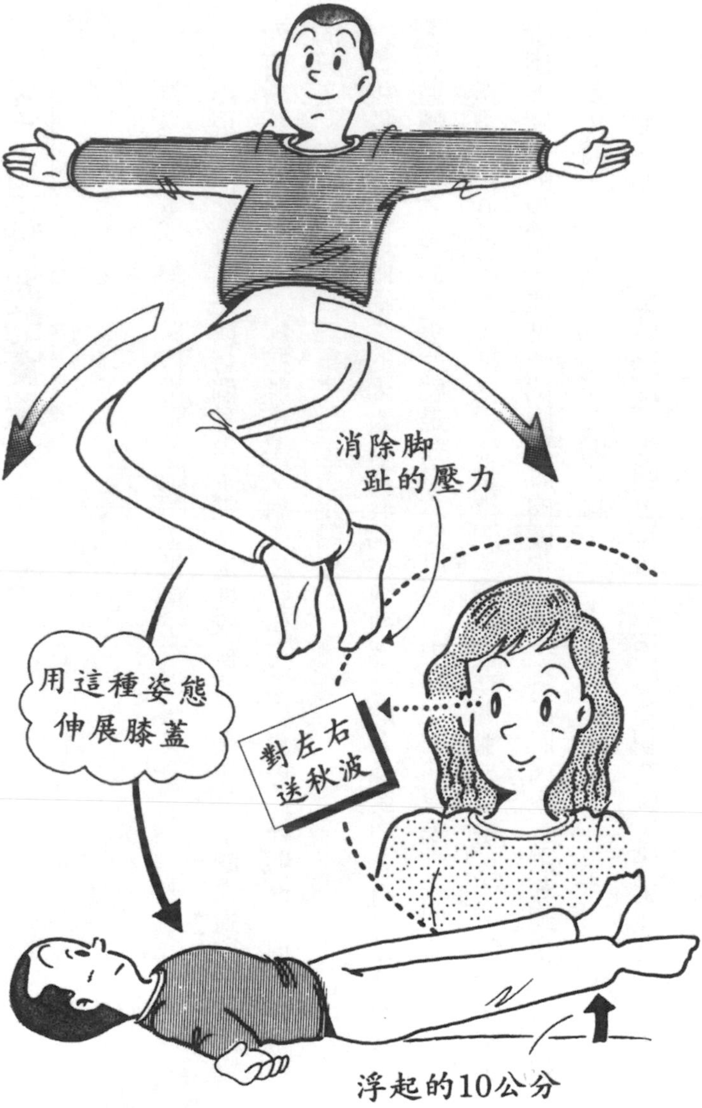
消除腳
趾的壓力
用這種姿態
伸展膝蓋
對左右
送秋波
浮起的10公分

隻腳跟由地面舉起的動作。這時會腰痛的人就要小心地做，在舉起後，便得迅速放下，重複兩、三次左右，很快地腰部的不適感將會消失。

然後，再度進行送秋波的動作。這時候，感覺怎麼樣呢？左右都能自在地送秋波了吧！而且有的人說不定會有左右相反的現象呢！這的確是很有趣的現象。

不過，做這種動作時，雖然不一定能成為秋波美人，但經常會頭暈的人或是患梅尼爾病的人，都能用這種方法達成治療的效果。

我們全身的肌肉，彼此間有一種看不見的關係進行著連繫，所以只要適度地協調、運動，便能夠達到治療的效果。我們平時到醫院求診時，對骨骼或肌肉的異常多半不加理會，除非是特別細心的醫生，才會注意到這種問題。所以，不如自己來發掘病因，當自己的家庭醫師吧！

3．輕鬆的動作能治療異常性體質

要怎麼發現身體異常，或是謀求治療之道？假使這種事一照鏡子便能顯而易見的話，就已經到了十分嚴重的地步了。

但是初期症狀還是能借助肌肉與骨骼的活動來發現，對著左、右轉動，只要仔細體會便能瞭解。不過，話雖如此，仍舊有一些對身體感覺遲頓的人，不能順利地瞭解情況。這種情形多半是分布在肌肉內部的感覺探測器，因長久失調而變得遲頓的結果。運動不足的人最容易有這種情形產生。不過，即使自己知道已到達過度遲頓的情況，還是不能放棄運動的機會。

身體進行運動時，肌肉便會活動，伸展。可是身體不好時，千萬別勉強去做；特別是腰痛、肌肉痛時，如果勉強伸展肌肉，就好像是把舊的橡皮筋拉開一樣，很容易斷掉。

而且，當身體被拉開過度時，假如我們能往相反方向善加運動，疼痛的肌肉機能便會變得比較活潑。就像我們常說的「推拿」那樣，只要從最痛的地方朝反方向按摩，的確能適時地減輕痛苦。

4．能自然治療疾病的「體操治療法」

用這種觀念治療疾病的方法，一般稱作「體操治療」或是「體操法」。這種方法是按照身體構造、肌肉走向或是骨骼的偏倚所設計的治療方式。

方法十分簡單，只要把身體朝四面八方活動到能發覺不適感的動作時，就朝著相反的方向再進行運動。如此一來，你的身體就能很聰明地往正常狀態下發展。而當你的身體有惡化現象時，它也會適時地提出警告。這些警告通常是在做危險動作時所產生的抽痛現象，千萬不要逞強才好。

有時候，當你朝不痛的相反方向運動時，由於骨骼間輕微撞擊，所以能夠舒服地做運動，不適感也會相對減輕。但最不可思議的是：連精神也會安定下來呢！

我們晚上睡覺時經常會翻身，可是這時絕不會朝痛的地方翻身。這種情形也可視為一種身體的自然修復現象。此外，最好是蓋著比較大的棉被。一個人單獨睡的話，效果會比較好。為什麼我會這麼說呢？其實是有根據的。舉例來說，一些白天玩瘋了的小孩，一上床便會呼呼大睡，到了半夜時，就開始以翻身做為背骨和骨盤矯正的方法。這時如果兩人睡在一起，無形間便會減低翻身的空間。這麼一來，不就剝奪了自我治療的最佳時機嗎？長久下來，甚至會形成疾病的溫床。

大家要瞭解，人生中有三分之一的時間都在床上度過，所以一定要排除萬難地為自己佈置一個適當的空間。尤其是有些人傾盡終生積蓄才買到一棟房子，如果讓瑣碎的傢俱佔去過多的空間，未免太划不來了。

除此以外，最好能在身體的異常現象消失後才上床睡覺，因為成年人的自我恢復力終究比不上小孩，一定得靠自己調節比較好。關於這點，下面會加以介紹。

5・讓大腿內側產生活力的方法

〈圖1〉

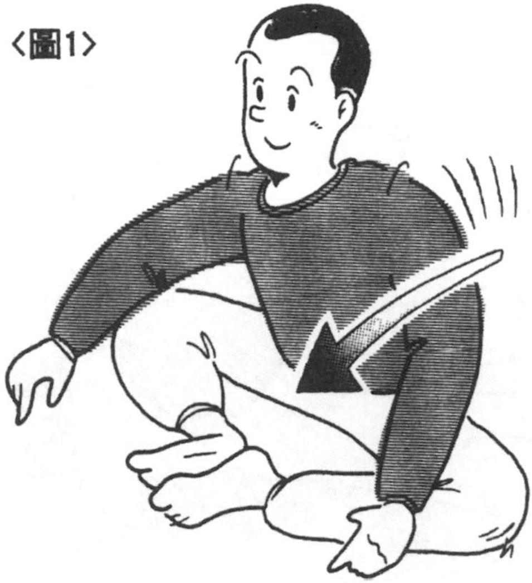

元氣的所在處是位於大腿內側，而此處也是最容易發生老化現象的地方。

不過，除了寒冷發抖之外，缺乏活力的肌肉，感冒發燒時，過度緊張，膝蓋疼痛，局部產生皺紋時，雖然看起來和大腿內側無關，但只要稍加檢查，就知道其部位十分緊張，就如同圖①中坐下的樣子。檢查看看自己能前屈到什麼程度？相信不知不覺中就會把膝蓋向外打開了吧！這雖然

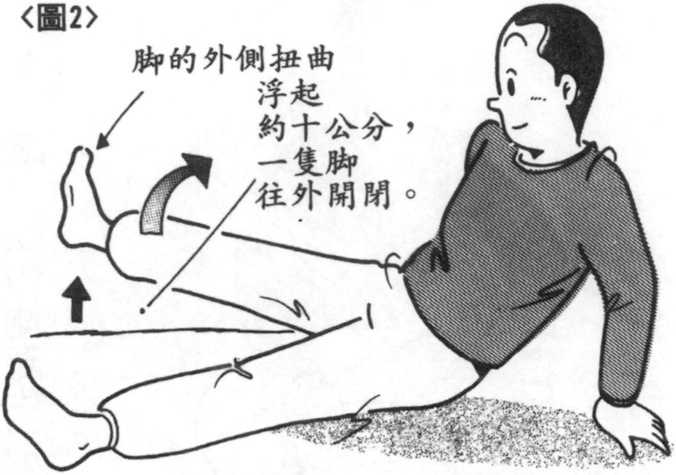
〈圖2〉
脚的外側扭曲
浮起
約十公分，
一隻脚
往外開閉。

只是無意識的行為，卻是身體在不願被伸展的情形下才會發生的事情。

又如圖②，右下肢浮起約十公分後，想做出開合動作的話，腳趾一定要朝外扭曲，不然便無法達成這個動作。等到開合約十次後，便放鬆腳趾的力量，放在地上，不要用力浮起。按照這種狀態重複三次後，再換左腳進行。

等到這一連串動作都結束，再重複一次圖①的動作。如此一來，膝蓋便會比以前更容易拉開了。如果直接用身體的力量把它拉開，是一種十分無知的行為。只有用上述正確的辦法，才能讓元氣持久不衰。

6．矯正前傾姿勢的「放下腳跟」運動

接下來請看圖③。這個人的臀部往後方突出，彎曲地像「く」那樣站立著。這種姿勢是腹肌完全沒有活動時所呈現的狀態。此外，假使這種人也發生了腰痛現象，乃是由於腹肌下垂，內臟疲勞的緣故才往前傾。所以此時如果在腰上使力，便容易引起腰痛的症狀了。

但是，如何解除痛楚呢？方法就像圖④中那樣仰臥著，雙手舉起，保持一定的呼吸狀態，腳跟浮起，數十下後放下。此時要注意的是：如果腳跟舉太高，容易使腰部的負擔太大；最好將腳尖展開呈「八」字型，輕輕浮起，如此重複兩次後就算完成第一步驟。

然後，兩腳腳跟再展開五十公分左右，腳趾朝外倒，再保持同樣動作舉起。吐出廢氣時要數到十才能放下。這種運動對腳底長有厚繭的人十分適合。要重複三次

〈圖3〉

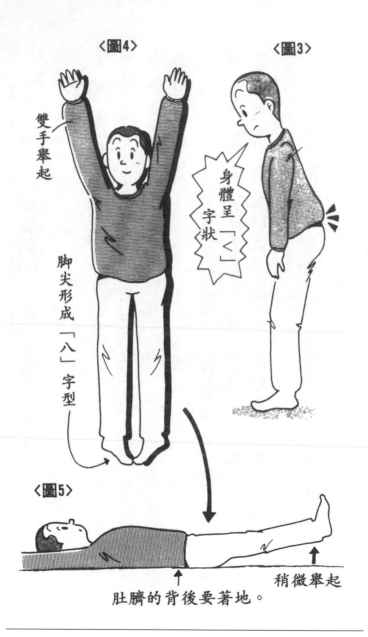

〈圖4〉

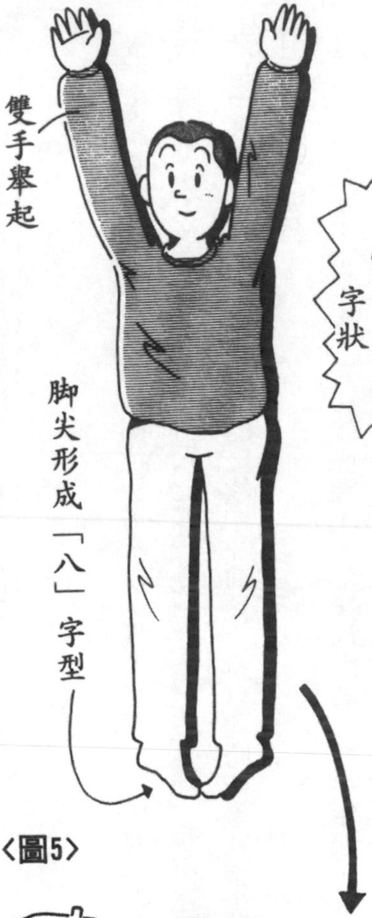

〈圖5〉

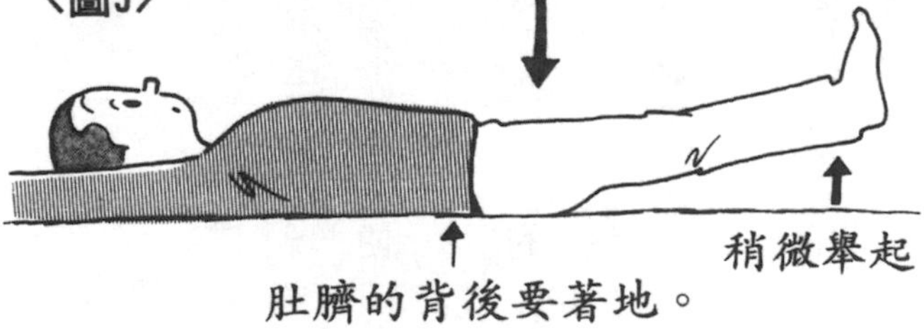

才算完成。

當我們施行這種體操時，最理想的狀態為腳跟浮起，腹部凹下，腰身自然地接觸地面。這種方法雖然有些痛苦，但忍耐總是會有收穫的。尤其本體操法強調的是前後姿勢的矯正與平衡，因此對工作繁忙的現代人來說，無疑是化解重心失調，減少精神焦慮的好辦法。

此外，假如眼睛長出針眼，或是眼睛張不開，頭腦不清楚，腸胃活動減慢，都可以從檢查姿勢的前傾與否先下手，然後再以運動法進行矯治。

還有一點要注意的是，我們在使用圖④、⑤的體操法調整骨骼時，如果迷迷糊糊地站著看，就會產生位移現象，使重心失調，所以身體有一些症狀的人，對這個運動便要格外小心。

例如：腰痛的人對這個動作便要慎重一點，暫時還是以不做為宜。假使真要實行，可改採雙膝彎曲的狀態，腳底離地數公分，再輕輕放下。利用這種方法強化腹肌，且最好能維持到十秒以上，等到腹肌已強化到某種程度時，就可以著手去做圖④、⑤的體操法了。進行到這個階段後，相信再厲害的腰痛也會變得輕鬆愉快。

7．治療後仰姿勢的「放下臀部體操」

和前者恰恰相反的是：腹部突出，貌似威風的走路姿勢——後仰。

這種人多半由於腹肌和背肌失調，使得背肌的活動力減弱，才改以腹肌來支持站姿，所以這時便要鍛鍊腰部肌肉，並消除其過度緊張的狀態。

首先，要像圖⑥那樣仰臥躺著，臀部抬起約十次，再輕輕放下。不過，如果感到腰痛，只需做三次就行。

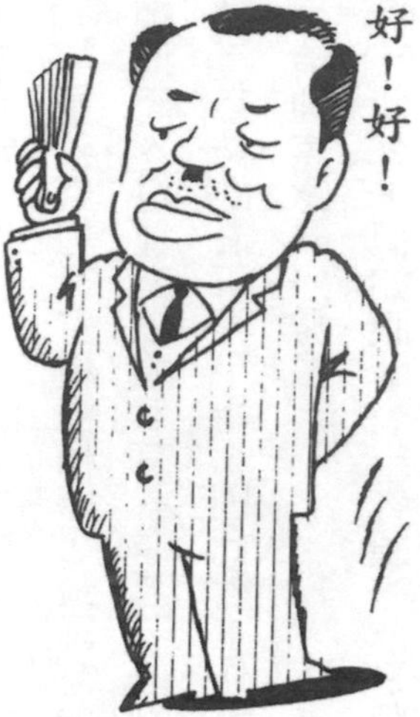

一般來說，如果是肌力較弱，可以稍微做快一點；而肌力強的人，就可以延長時間，慢慢數到十才結束。如此一來，便能產生出耐力，所以儘量在一到十之間延長秒數，以逐漸增強這個動作

〈圖6〉

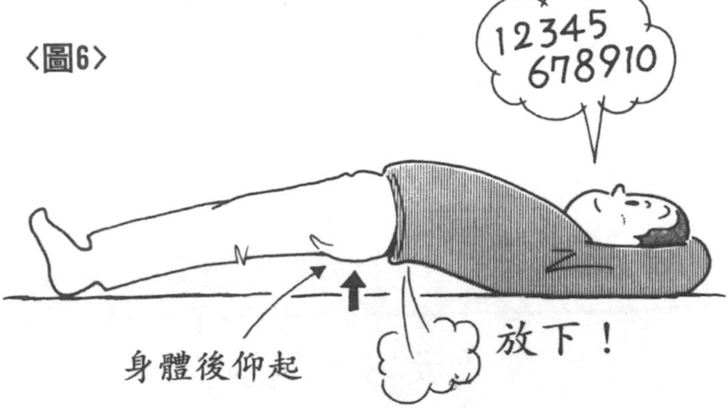

所帶來的效果。

肌力弱的人在嚴重時會連臀部都抬不起來，這時便得採用立膝方式，在十秒鐘內儘量讓臀部浮起。久而久之，就會自行鍛鍊出強健的肌力，使骨骼發生變化，並形成肚臍下的腹式呼吸。因此這類運動對肩膀容易硬化，或習慣使用胸式呼吸的人來說，實在是一大福音。

8．回復正常呼吸的「放下背部體操」

前面曾提到過，呼吸的方式對於人類來

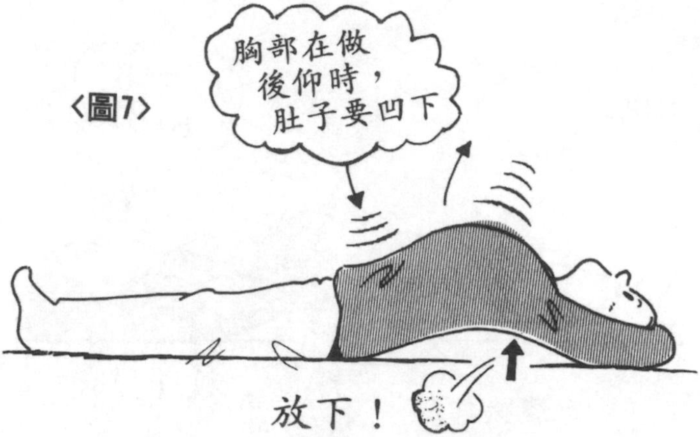

〈圖7〉

說是十分重要的。不過，由於呼吸運動的中樞是胸椎，難免在活動時遭到了肋骨的限制。可是，由於肋骨是一種容易因運動不足而硬化的骨骼，一旦硬化，連大口呼吸也無法使它恢復活動力，這時肩或腹部的活動便會取而代之。

不過，長期維持這種情形的話，不就無法充分深呼吸了嗎？這時便得適度地刺激胸椎，以維持其活動的暢快。

首先，請參照圖⑦那般仰躺著，雙手貼在頭下，臀部自然著地，胸部後仰，背部浮起，數十下後回復原狀，然後再重複三次一樣的動作。

接著就用這種姿勢，將臉朝向右方，同樣也要讓背部浮起再放下，重複三次後，再從左邊開始；一樣持續相同的動作後，再做三次才算完成。

這種動作對那些容易偏頭痛、耳鳴，臉色不好的人來說，進行到背部往後仰的階段時，可能會因為不舒服，而需要更加小心。

在正常情況下，胸椎一定是往上的，假使凹陷不挺，不僅會降低心臟、肺臟的功能，甚至連肝、胃、胰等器官也會受損，處於下方的腎臟也難逃其影響。

所以，我們天天都要使胸椎保持活動力，才能自由地大口吸入免費的空氣。

9．疼痛引起姿勢不正的治療法

疼痛若嚴重，身體左右會產生差異。不論是喉嚨痛、疣痔或鼻塞，仔細觀察，病情有顯著的不同，連視力或聽力也一樣有異；當然，五十肩與偏頭痛更是明顯。

當身體的某一部位有異常（左右差）現象時，一定是產生了扭曲。身體的扭曲

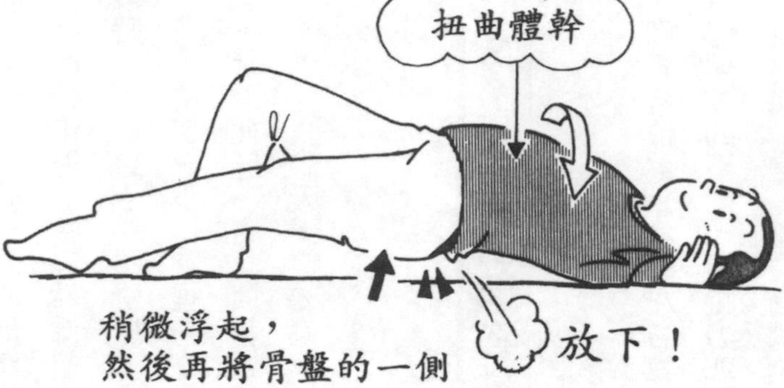
〈圖8〉
扭曲體幹
稍微浮起，
然後再將骨盤的一側
放下！

有如揮毛巾一般，會硬化，但不易自覺。而疲勞、腹脹或飢餓感等身體的變化，會使身體愈來愈不易適應環境的改變。

體操治療法可治療身體產生的扭曲。進行此療法時，容易感到疲倦。在不知不覺中頻頻休息，疾病自然會痊癒；如果不休息，疾病便無法治療。這個項目主要是使扭曲感完全消失。

首先要立膝躺下，雙手著地，膝左右分開，檢查腰的違和感。

譬如，倒向右方時，若有不舒服的感覺，要把左腳伸直，臀部浮起，腰轉向左方，然後放下臀部，輕輕地刺激骨盤（圖⑧），即可矯正身體扭曲的不適感了。

再度立雙膝，膝左右分開放下，檢查腰部的

情形，左右差的狀況減少即可；反之，結果無效或更嚴重，就是動作、方向有誤。

切記，應面對另一側傾斜，用同樣的方式將臀部放下。

進行時會產生一些有趣的現象，除了治療身體的不適之外，人際關係也可以獲得改善。

10．調整骨盤的體操治療法

酒一喝多，神志總較迷糊。若要解酒呀，可用左右任何一方的臀部坐下。由於臀部有兩側，疲勞時，容易傾斜支撐感較弱的一方。試試看圖⑨與圖⑩的動作。有些人能從最初的不平衡感調整到臀部兩側都能平衡地坐下。

不要以自然的方式坐下。先用雙手支撐身體，臀部浮起；圖⑨的動作較不易完成，先使左方坐骨著地，再傾斜身體，然後輕輕放下臀部（圖⑪）。雖然使勁不大，但效果佳。位於坐骨與接觸面間的肌肉，自覺神經較遲鈍，即使用力坐下也不感覺痛，但對肌肉卻有傷害性。

所以，要輕輕坐下才行。

給坐骨五、六回輕微刺激後，做一下試驗，看異常情況是否減少。

腰痛嚴重的人，也可試試圖⑨與⑩的姿勢。身體異常嚴重時，此種思考型的治療法非常有效。重點是，進行時動作絕對要放輕，而且須持之以恆數週，才可回復

〈圖9〉

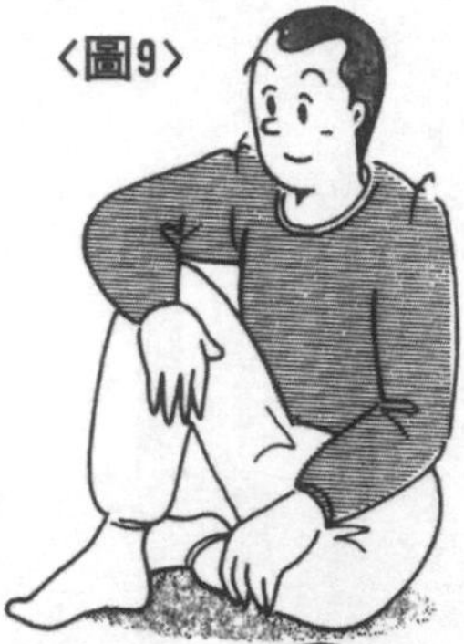

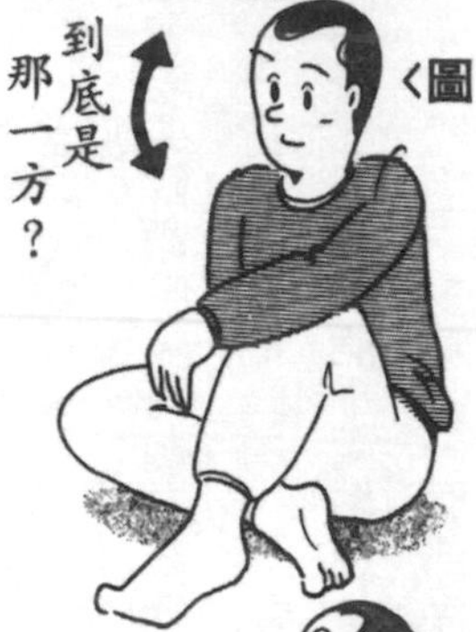

〈圖10〉

〈圖11〉

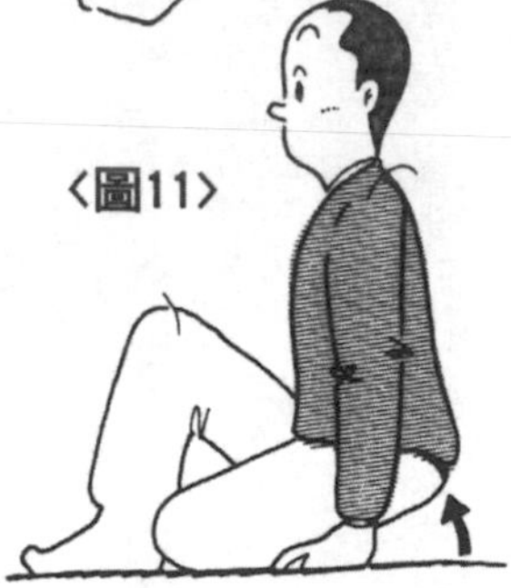

骨骼的平衡。容易坐當然比身體異常的現象好，畢竟腰與骨盤是姿勢的基礎，若基礎不穩，自然會影響姿勢的正確度。姿勢可算是支撐身體內各器官的支柱，所以還是經常維持良好姿勢較佳。

對肚臍下的腹式呼吸感覺棘手的人，不需傾斜，就能順利地放下臀部。但是做的次數過多，反而會失去效果。

刺激骨骼，原則上不鼓勵。但由於會影響到整個身體的健康狀況，使之回復硬朗的身子，因此，還是有必要實行。

不妨對身體做輕微帶有韻律感的動作。

11．能提高效果的雙人體操治療法

通常肚子痛時，會微微呻吟著，然後壓著肚子蹲下；而一般身體後仰，小腹突出的人，身體不會在無意識間做出會痛的動作。所謂的體操治療法，都是在自然動作中完成的，這些動作往往會令人感到吃驚，繼而佩服、學習。

此章要介紹的「雙人體操治療法」，如果動作一致，配合得當，連一般醫師與治療師都束手無策的腰痛也會自癒。其實，尊重自己的生命是不可忽視的事，所以要盡心治療病痛的身體，使之健康，並切實實行。

方法很簡單。首先，患者身體各部位做適當的運動，找尋何處會痛，不能動，或感覺不舒服；發現後，要從不舒服的地方，對著舒服的方向移動。同時施術者要對這種移動施加輕微的抵抗。最後，再稍微用力，然後快速脫力，會更有效果。因為不會痛，且無危險性，所以一般人都會放心地做。好像高級餐廳的料理，清淡且實在，儘量利用素材的自然風味。

此種療法可說是利用身體本身所擁有的自然治癒力。

12．觸及膝的背側筋就能瞭解身體的異常

人體所有的肌肉都是若即若離的狀態。連人體的支撐點——骨骼，也被肌肉包圍著，進行著微妙的轉移運動。

骨與骨間的關節處，在狹窄的部位有肌肉、腱、神經、血管，和其他細微的小管聚在一塊兒；所以，關節移動時，會牽扯到身體各部的不適感與疼痛。此種狀態若持續下去，也會間接影響到內部器官。

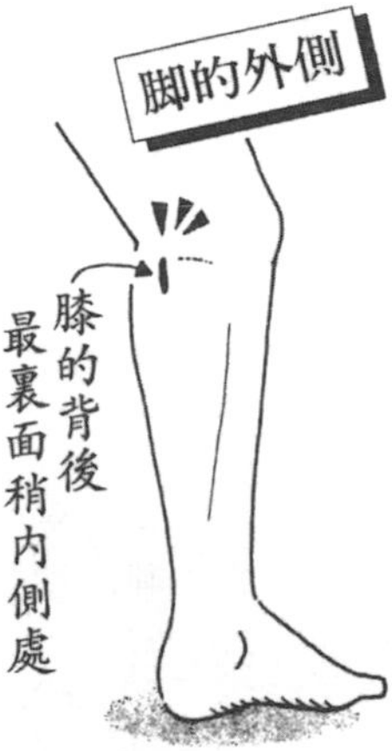

特別是膝的背側有條隱約可見的筋，那是一處最適合知道身體異常的地方。若用手指觸摸，身體會因疼痛而跳起時，表示肌肉、骨骼已經出了毛病。

調整腰和骨盤，筋痛會消失；而身體其

他部位，如臉、內部器官的不適感也會一併消失。

患者要立雙膝仰臥躺著，然後施術者將膝分開，在膝的背後約一隻鉛筆長的凸下處尋找腱。中指彎曲，雙膝輕輕拉起，用手指頭尋找內側部分將會發現筋。

若遍尋不著，要用力摩擦患者痛到難以忍受的地方。如此一來，筋痛就會慢慢消失。

13．治療「因疼痛引起的姿勢不正」——扭曲

兩個人一起做的體操治療如下——

一、患者全身放鬆，雙手平放地面，立膝。施術者輕輕地壓住膝，讓雙腳成左右傾斜。此時，患者應放鬆心情，似任由施術者擺布的感覺；然後在進行中，慢慢去感覺左右哪一側會痛，哪一側較舒服，會不會僵硬或不容易做。（圖⑫）

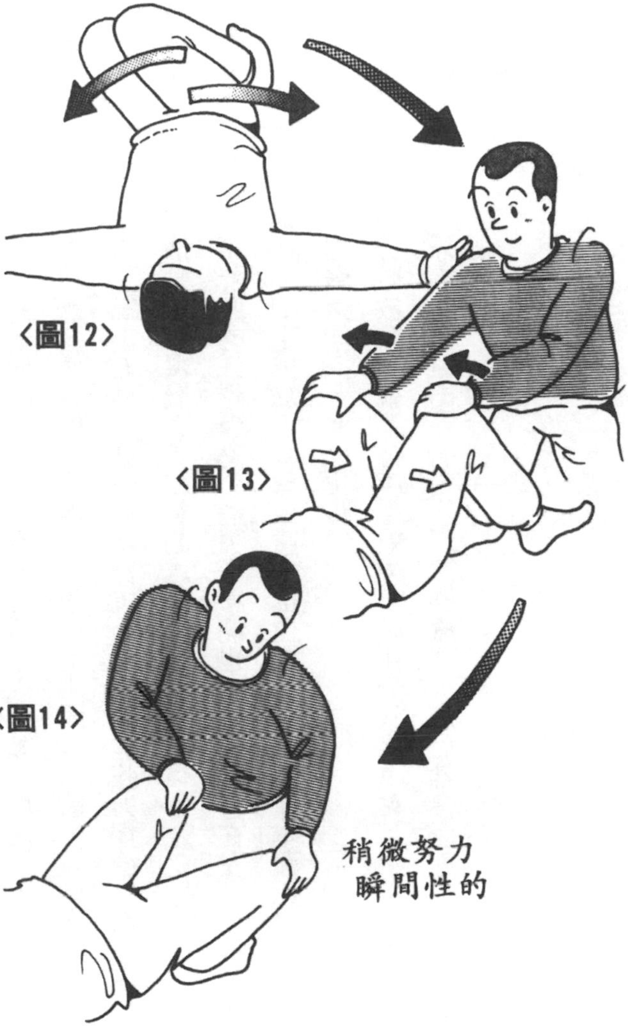
〈圖12〉
〈圖13〉
〈圖14〉
稍微努力
瞬間性的

二、患者將膝倒下直到產生不舒服的角度後停止，再以此處為起點，漸漸立膝。之後，換相反方向傾斜，此時，施術者要對患者施以輕微的反向力。（圖⑬）

重點是，不要用力呼氣，使脊椎骨慢慢且有耐性地避開違和感，並循序移動。

三、膝傾斜到左方，三～五秒。施術者做抵抗的動作，加強力量後，馬上放鬆全身（圖⑭）。將這個動作反覆幾次，左右的違和感會稍微減輕。

骨骼柔軟的人，不舒服的感覺會完全消失；腰痛也一樣。只會在左右一方疼痛的人，一定要切實實行。如果成功，骨盤或腰的部位會自癒，連原本難以忍受的感覺也會完全消失；腰痛嚴重的人，要反覆練習。

如果無法瞬間將身體放鬆，就不會產生效果。動作一致是重點；當然需要重複練習。雖然常刷牙，牙齒還是會出毛病，使用體操療法，病症就會痊癒。自然醫療費用也節省了十分之九以上。

14．利用骨盤的開閉會使心情開朗

腳能開合，眾所皆知。但聽過骨盤開合的，可能就不多了。

骨盤位於臀骨下方，髓骨的左右，像蝴蝶的翅膀。在解剖學上，此處的關節不會動。事實上，會輕微地動，對人體較有幫助。孕婦的骨盤在懷孕期間會逐漸張開，生產後即關閉。

心情焦慮或春、秋兩季氣候轉變時，骨盤會呈關閉現象。面臨這種問題時，就必須運用骨盤的體操療法才能解決。臀部較厚的人，骨盤關閉的情形居多。

患者彎曲立膝，呈仰臥姿勢，接著將雙膝併攏。此時，施術者會將膝打開，而患者要做輕微地抵抗，然後瞬間放鬆（圖⑮）。重複此動作2～3回。

此外，若不專心，骨盤將呈開著的狀態。

〈圖15〉

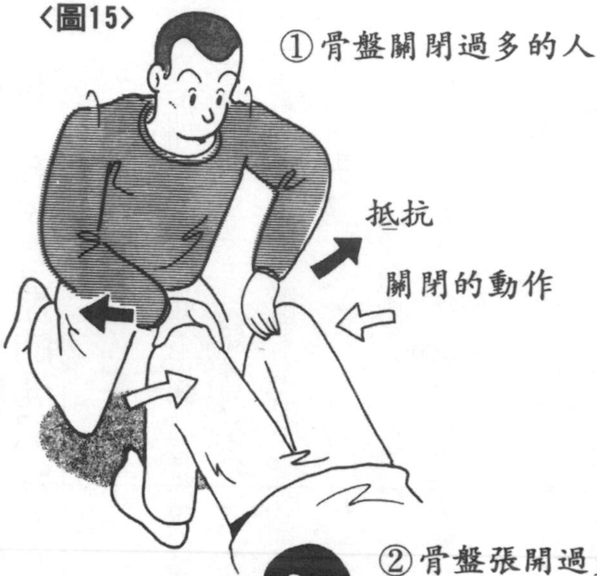

〈圖16〉

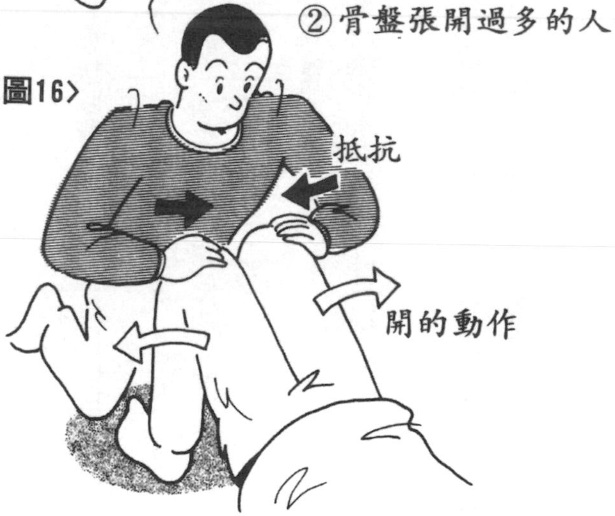

緊接著，做圖⑯的動作。與圖⑮的方向相反。當然，施加抵抗再瞬間放鬆是重點。對一般人而言，這個動作輕而易舉。

女性生產後，做此體操療法，可防止腰痛。

自己的骨盤是否關閉，並不易診斷，不妨以膝背的疼痛來測試自己目前的情況如何！腰痛，用這個療法相當有效。

15．對腰和肩有效的運動

這種動作與腰椎的彎曲有關，對身體的影響很大。

患者呈俯臥的姿勢，（如圖⑰）腳膝抬高對著腋下的方向。下顎頂著地面，直視前方，用心感覺腰與側股活動時的施力感。

做完之後，換另一隻腳。結果如何？是否左右有異？

〈圖17〉

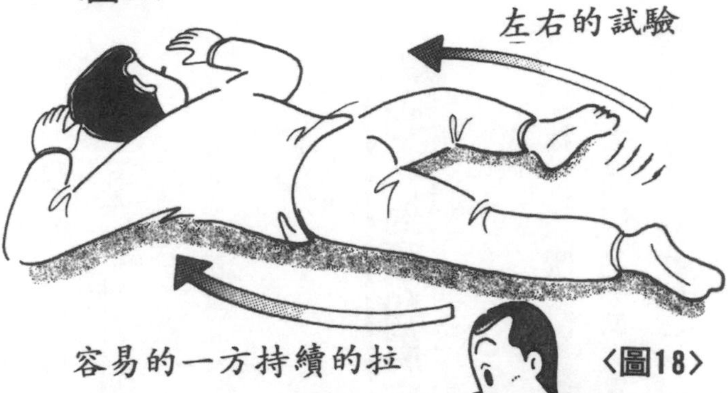
左右的試驗
容易的一方持續的拉

〈圖18〉

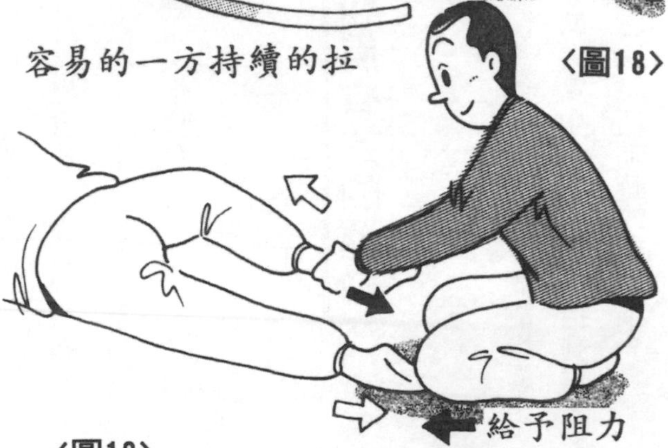
給予阻力

〈圖19〉

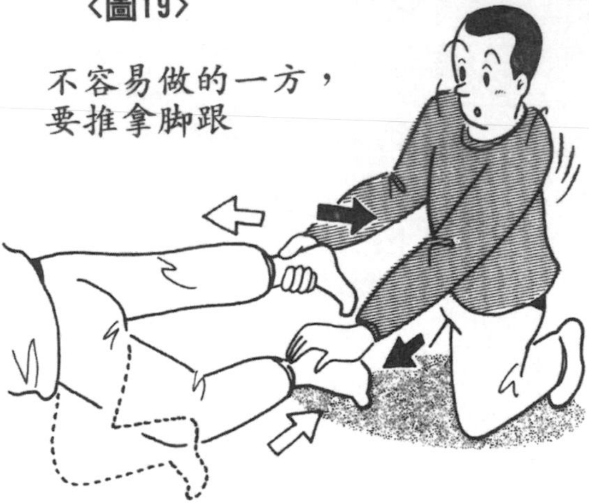
不容易做的一方，
要推拿脚跟

要遵照體操動作實行，連續做幾次。施術者要給予輕微的阻力，以增加治療的效果。先拉著容易活動的腳踝，然後再對施術者拉起的另一隻腳做稍微的抵抗。（圖⑱⑲）接著，將大腿抬高與身體成90度，用力2～3秒。這個動作做2～3回。

在最初的試驗中，不容易活動的腳才是骨骼的訴求要點，而腳能自如的活動更是治療的目標。

首先，要儘量移動膝部靠近腋下。一開始，施術者對伸過來的腳跟，要用手掌抵抗；另一隻手輕輕地提起腳踝到與大腿成直角時，再施加阻力，然後瞬間放鬆。反覆做2～3回。

重複幾次後，左右差的不適感會消失；腰痛嚴重的人也會變得舒服。而且，五十肩的毛病也會一併消失。會發現呼吸變得順暢，精神特別好，因為氧氣能循著血液到達身體的每一部位。

〈圖20〉

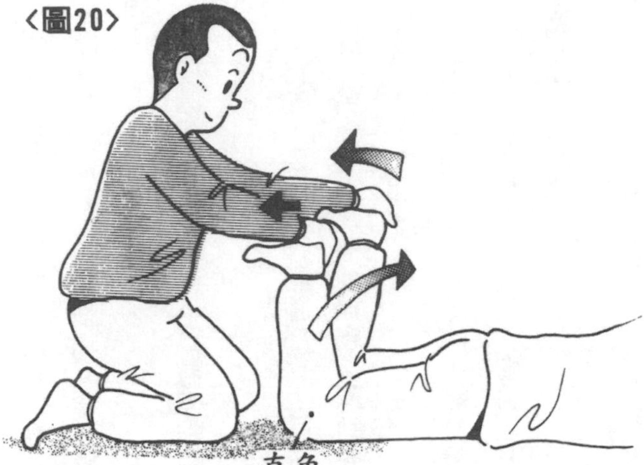

16·俯臥的彎曲運動

身體的彎曲會影響到整個運動的進行，現在要介紹的這個動作也包含其中。首先，患者俯臥，雙膝彎曲成直角狀。施術者把雙腳踝壓下。患者不要用力，用心體會這種感覺。

從異常的一方做起，（圖⑳）施術者與患者做輕微的抵抗，爾後瞬間放鬆。重複2～3回。這種動作一不小心就會壓到關節，因此要謹慎地做。

做了最初的試驗，看左右差是否消

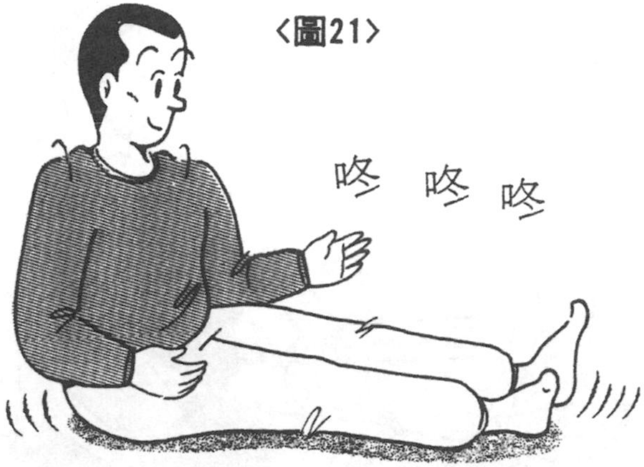

失。若減少，最好不過了；反之，也不必太擔心。重要的是，絕不可勉強運動。

身體的每個動作與肌肉、骨骼都有關係，所以，身體有異常現象，就表示出了毛病。從運動中便不難發現原因何在。

17．如何使自己重回健碩的年輕時代

健康的年輕人，輕快的步伐充滿了活力與朝氣，讓人看了覺得舒服。而步

〈圖22〉

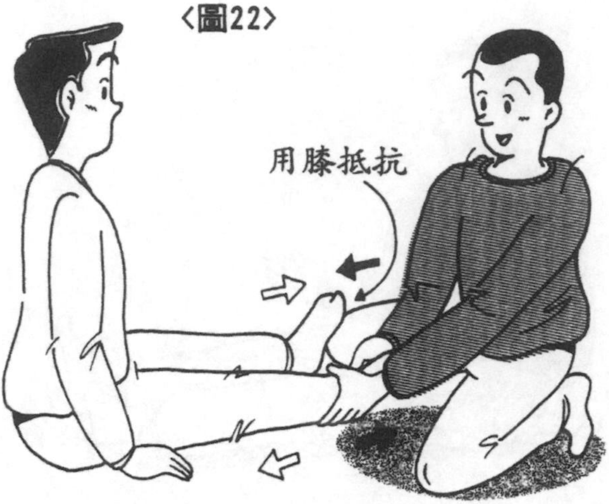

行的要點在於大腿的運動。人在行走時，身體與手腳的配合可謂完美，這也是由於大腿主導了人的一舉一動。

但是，老人的大腿由於身體老邁而顯得無力，自然無法與年輕人相比。通常用腳踝的力量較多，所以走起路來特別慢。年齡愈大，運動量愈小，大腿與小腿就會逐漸消瘦，有的甚至無法行走。

若想回復年輕時代的健碩，要做圖㉑所指示的動作。

首先，閉上眼睛，感覺腰的異常是呈前後或左右傾斜？若有，表示腰肌和腹肌的平衡失調，要用體操法治療。

首先，試試哪隻腳容易推出，施行者像圖㉒那樣用膝抵住，然後再拉起另一隻腳踝。患者與施行者各朝自己的方向拉回，再瞬間放鬆。反覆幾次，會使腰部挺直，而不會斜走。關節柔軟的人，治療效果大；但過分運動，易使關節彎曲。

18．治療左右偏倚的體操療法

訂做襯衫或西裝時，兩袖的長度是否相同？

身體異常的人，雙肩並非水平，雙手的長度也有差異，背骨彎曲，內臟功能失調。

令人訝異的是，居然有70～80％的女性右肩低，而五十肩也多發生在右肩。雙肩並非水準的人，胃的感覺較遲鈍，不易產生滿腹感，經常不知不覺中吃得過多。

利用體操法治療非常簡單，像圖㉓，將手放在頭的後方，左右傾倒，然後換成

〈圖23〉

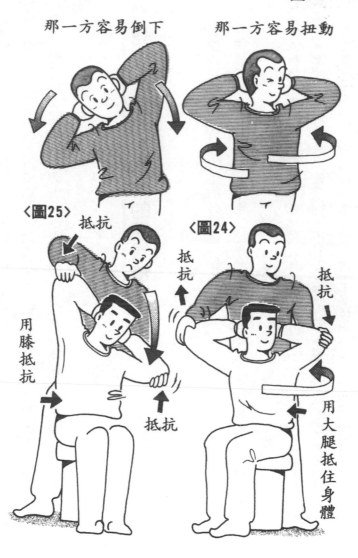

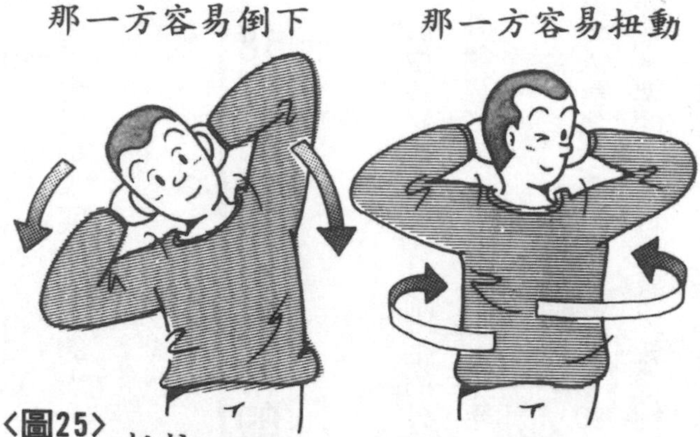

〈圖25〉

〈圖24〉

腰部左右擺動。仔細觀察哪一方較不易扭動。接著，施行者要對這種運動給予輕微的壓力。此時患者要抵抗，而後瞬間放鬆。做2～3回（圖㉔）。上述動作完成後，身體向左右倒下，試試哪一方不易完成，就從哪一方做復原的運動（圖㉕）。繼續做2～3回，左右差若有顯著的消失或減少，即可。

19．肩硬化與腰痛的運動療法

這種體操療法須從肌肉與骨骼著手。這個體操法能強化呼吸機能、消化吸收力、安定神經，對身體的幫助很大。最能顯現效果的是腰痛或五十肩等疾病。在此，以五十肩為例說明。

中年以後，雙手舉起，或往背後拉拉鏈，發現不易完成時，有可能得了所謂五十肩的病症。其正確的名稱叫作「非持續性肩關節周圍炎」。

<圖26>

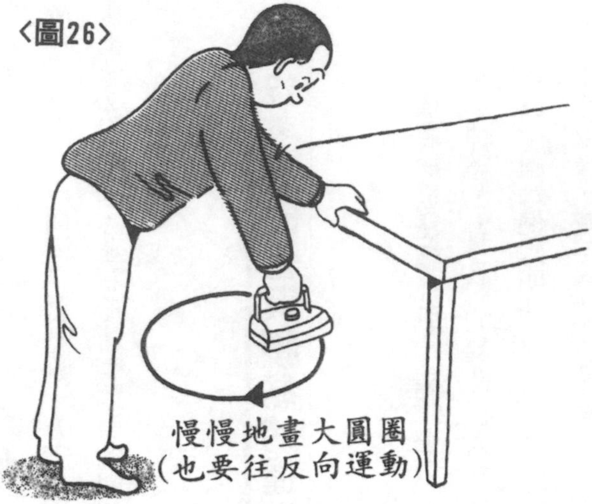

五十肩並非肩關節部分缺乏潤滑作用，主要是全身骨骼產生了異常現象所導致的炎症，與年齡的增加也有關係。若要治療，就要依照體操療法的順序一一實行。

不要只關心身體不適之處，課程更是關鍵。如果有旁人協助，效果會更好，且能增進感情。

首先，看圖㉖的姿勢，找張桌子，身體傾倒，一隻手放在桌緣，一隻手拿著熨斗慢慢在地上畫圓；儘量畫大圓，但絕不可勉強。此運動的原則是——輕、長、慢。如果太用力而且做得十分快速，往往會得到反效果。所以，應放鬆心情慢慢來。

有70%～80%的女性會發生在右肩。右方的五十肩不易治療；而在左方的五十肩，即使不治療，也會痊癒。

疼痛的一方不要過分勉強運動。但怎麼樣才算痛呢？端看身體的反應。

假使有腰痛的毛病，體操療法也相當有效。但腰痛嚴重時，身體便難以移動；此時你可以躺下，將腳趾用力往腳板彎曲（圖㉗）。起初不會有任何感覺，久而久之就會發揮出它的效果了。

然後，做反方向動作（圖㉘）。當腰有所感覺時，就必須停止這個動作。

由於全身肌肉都有連帶關係，因此，腳趾的運動也會影響到腰肌運動。這個動作持續幾天，腰痛自然會痊癒。

之後，就可練習先前的運動療法。

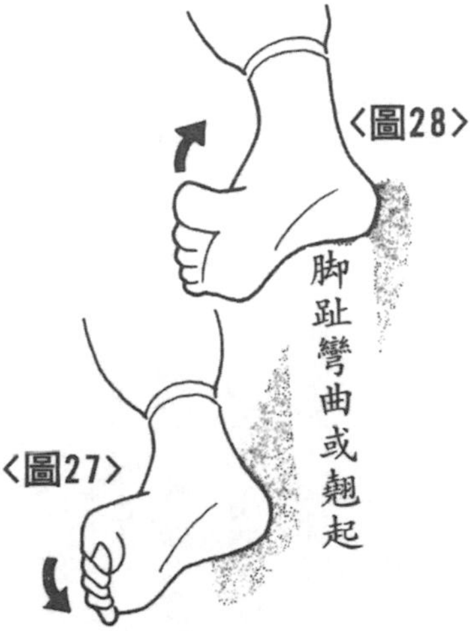

現代人由於運動不足，導致肌肉和骨骼的結構鬆散，容易彎曲，通常用體操就可治療。但對運動不足所引起的手腳浮腫，此體操法便無效。不過，廿三頁曾經說明，只要依照前述的療法，就能在短時間內強化心臟的循環系統。

20·手腳的運動

先從雙手、雙腳的運動開始。

一般而言，手腳舉起，會馬上發生血液不足的現象，容易痙攣或感覺疼痛。這時，你可以躺下，雙腳靠著牆壁（圖㉙），手抬高，手腕和腳踝成直角，然後左右、上下、前後擺動張開。胸部感到疼痛的人，不可勉強做這個動作。對手腳的微血管網吸收血液能力薄弱的人，血液會留在心臟或肺部，易形成疼痛。

反過來說，這種人才真正需要運動。但一定要慎重，小心留意胸部的疼痛，一

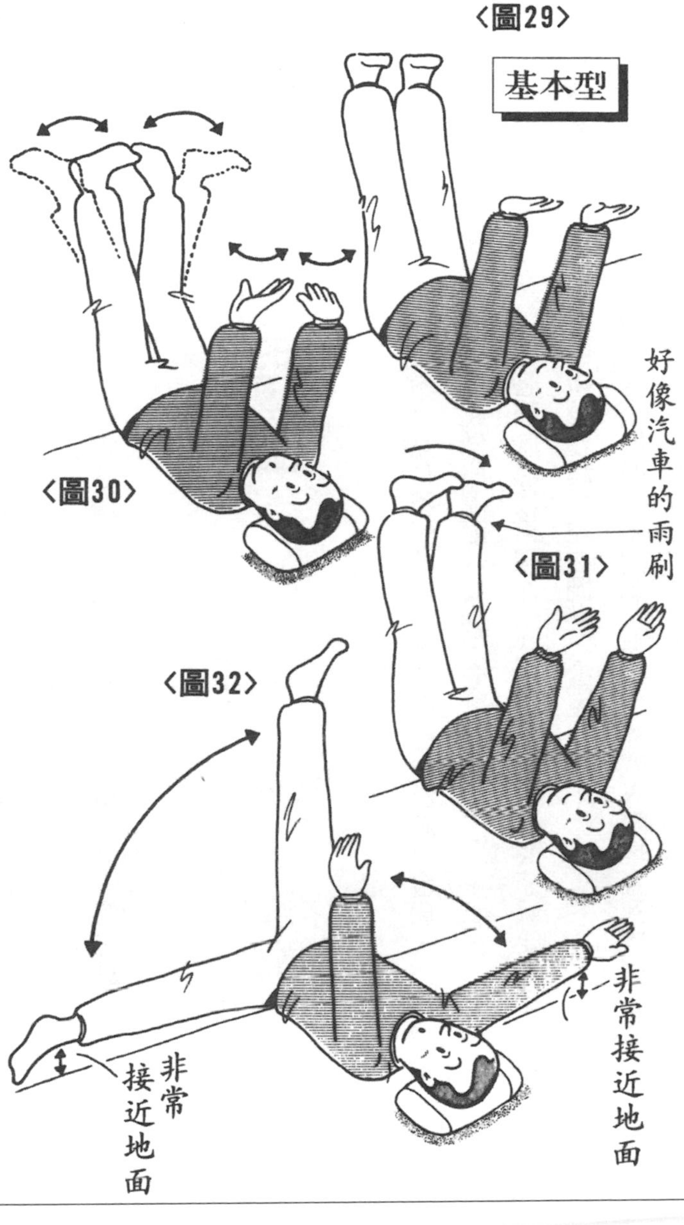
〈圖29〉
基本型
好像汽車的雨刷
〈圖30〉
〈圖31〉
〈圖32〉
非常接近地面
非常接近地面

有不對勁，就得馬上停止，休息約兩小時候再繼續。這種運動對身體的幫助很大，一定要持之以恆。

手腳若痙攣或疼痛，不必太過擔憂，只要雙手放下，馬上就會變得舒服了。

21．股關節的運動

股關節不易感覺痛或難過是件不好的事。雖然關節扭動時不會痛，一旦發生，經常容易變成腰痛。將腳舉起做股關節的運動，分述如下：

一、雙腳拉開約五十公分，然後再回復原狀（圖㉚）。但關節處要併在一起，只移動小腿部分即可；手也要舉起呈左右擺動。重複十次。

二、雙腳併攏舉起，像雨刷般左右擺動，左右的幅度界限是直到無法往下移為止。反覆十次。（圖㉛）

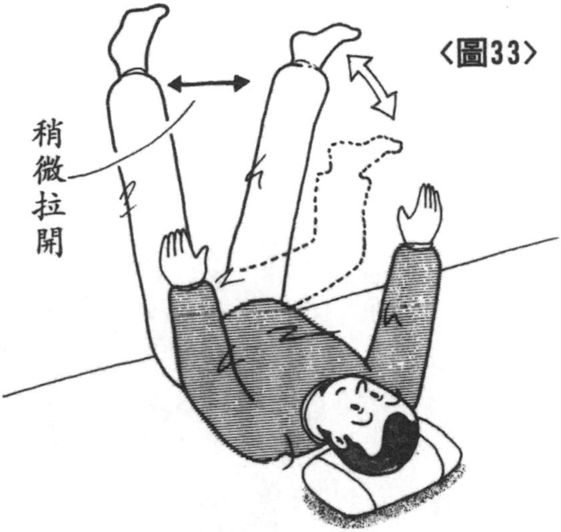

〈圖33〉

三、大腿拉開，一腳接近地面，一腳則呈直線，兩腳成約莫九十度的範圍。左右各做五次。但有一項要特別注意：當感到疲憊時，要呼氣，不可用力吐氣。而手的位置如同腳的動作，只是腳與手的方向相反；保持平衡相當重要（圖㉜）。

22・膝關節的運動

膝是現代人的弱點，運動或上半身氣血不足，冷氣房過冷，都極易使膝異常。現代人進入老年期後，膝的退化將是最大的問題。所以，下面介紹膝的強化法：雙腳抬高，拉開約四十五度，一腳彎曲（圖㉝），反覆做伸屈運動。做這項運動時，要稍微施力，腳也要伸直，但不可觸及牆壁。伸屈運動要慢慢做，切忌操之過急。（左右各二十次）

膝會痛的人，肌力較差；雖然需要加強肌力，但由於不能對膝施加壓力，反而不能隨便走動，自然肌力會愈降低。若想增強膝的肌力，不妨在游泳池練習。首先，腳踝綁上一公斤的重物練習，反覆幾次。但重物不一定要在復健用品店買，只要普通的物品即可，一般運動用品店即可買到。

除了以上幾項運動外，俯臥屈伸的動作也滿有效的。一般做十次即可；若有必要，再斟酌而行。

23．腳的運動

腳踝位於身體最下方，所以容易浮腫。譬如，到了黃昏，鞋子總變得較緊。

要用手指按摩腳踝周圍——脛骨會留下明顯的指痕。腳踝的運動就像圖㉞，要輪流轉動；但在停止的地方要稍微用力，否則無效。

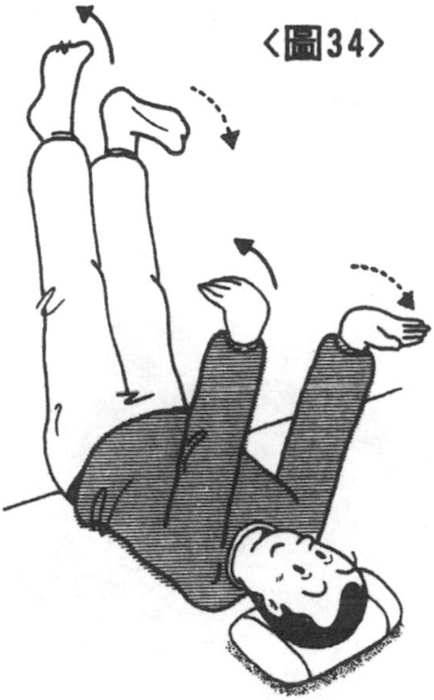

〈圖34〉

特別是手腕與腳踝的翹起非常重要。尤其胃腸弱的人，最適合這個運動。

行走時，腳是平放，一點凹凸就會跌倒；做腳踝的運動，小腿會感覺痛，但還是要認真實行

〈圖35〉

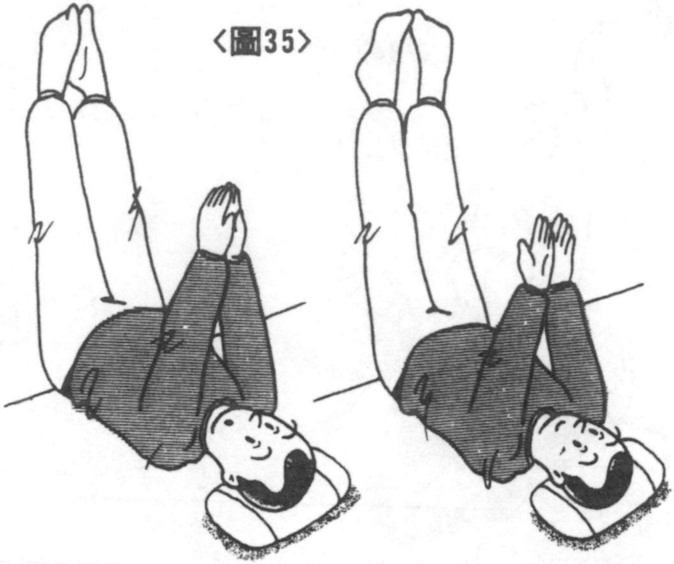

（左右各二十次）。接著，雙腳併攏，腳踝前後運動；雙手抬高，也是做前後運動。（圖㉟）這種運動能防止扭傷。

做這個運動，小腿會痙攣，千萬別認為問題很嚴重，其實這是警告，告知你五年後腳的老化程度，讓你現在開始做預防措施，提早治療，回復健康，所以別太擔心。

通常一星期做兩次即可，但要有恆心，別半途而廢，才能將病痛完全治療。

24．恢復活力的最佳秘方——手腳運動

不需任何運動器材即可強化身體機能的手和腳，可說是上天眷顧我們而給予的恩惠，每次不到十分鐘的運動就能獲得最佳的效果。可惜，做這種運動的人並不多。在繁忙的社會中，已極少有人真正關心自己的身體了。

現在，要介紹另一種較不費時，而且適合懶惰的人實施的運動。一樣將手腳舉起，上面放著振動器，這樣就大功告成了。只要讓振動器自行運轉，只花數分鐘時間就可達到效果，並改善血液循環。

提到血液循環，會連帶地想到心臟利用收縮力將血液送及全身。心臟是血液循環的泉源。這種學說是西元一六一六年，英國生理學家威廉・哈威所主張。

經過哈威的研究，才發現血液經由心臟的動脈流出，再循環由靜脈流回。但是當時尚未發明顯微鏡，所以未發現除了靜、動脈外，還有微血管的分布。

而心臟並非推動整個身體內血液的主要地方。有了這個想法後，過去束手無策

的疾病，也因這個理論而燃起希望。

「儘量不依賴醫院的藥物，而使用其他方法治癒。」有這種想法的人，可謂超人一等。除此之外，還能充分利用有效的醫學治療疾病。就像救火用的水管，其原理是用一塊薄的布製造。就人體的循環系統來說，厚的管代表動脈，薄的代表靜脈。從血液的循環順序看來，動脈前端就像幫浦，利用幫浦的壓力，使靜脈的血液流出。

全身五十一億條的微血管網，和身體各組織、皮膚、肌肉，都密切連接著。自然，血液也會通過每一部分。而要使這些血液更能夠促進新陳代謝，很簡使用推動器。

25．能讓身心健康的振動器

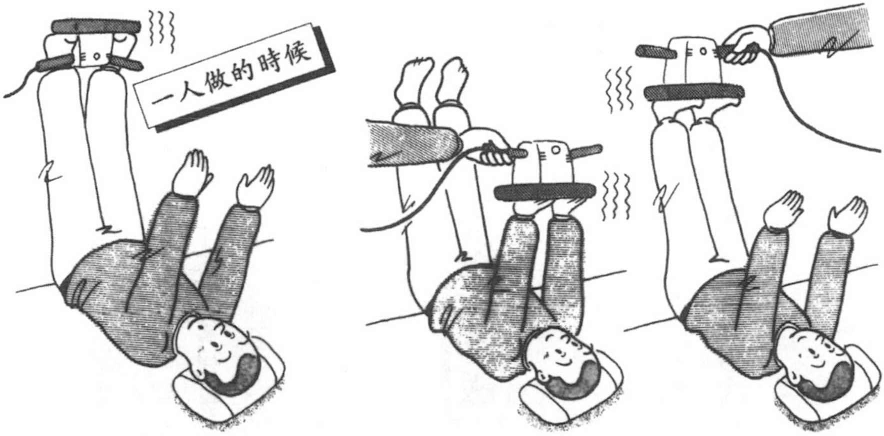

改善環境，會發現身體起了極大的變化。

首先，改善身體的平衡感，諸如穿針引線、繪畫等工作，能順利進行而不會顫抖。對支配手腳運動的中樞神經，其功能的運作將得到改善。

憂鬱或焦慮感消失，會使心中的感覺變得舒服，頭腦他清爽多了，而且記憶力增加；便秘和亂吃的現象也會減少。

改善循環，手腳會變暖，腱鞘炎也不再那麼痛；另外，主婦們常有的濕疹或香港腳也可獲得改善。

皮膚病的原因不只是清潔劑和白癬菌引起，其最大因素在於手腳的瘀血。

腳的血液循環獲得改善，就會出現利尿作用；隨著尿的排出增加，手腳或臉的浮腫便會消失，過敏性鼻炎、高血壓、心悸、神經痛等症狀會減少。

「真的嗎？」也許你會這樣懷疑。但，這確是千真萬確的事。

腦筋迷迷糊糊，精神不振時，試一試振動器，保證效果令你大吃一驚。腳踝浮腫的人也有效。避免給心臟太多的負荷，大約做幾分鐘即可。

26．肚子餓就吃飯

身體有了毛病就該治療。重要的是維持一定的運作，使身心平衡，就能避免疾病的產生了。而且，生病時也不會感到太痛苦。

千百年前，禪宗在中國是個新興的宗教，有位和尚做了一首打油詩——

昨天的事已成過去，
明天的事尚不可知。
極樂往生，不在乎，
精進功德，我不要；
肚子餓了就吃飯，
疲勞了就睡覺。
有這種樂趣，知道的人知道，
但是，你可能不知道……

這個和尚實在有趣。他的法號為懶瓚禪師，也被謔稱為懶惰和尚。假使你的懶惰程度能與他相抗衡，有可能成為另一個著名的禪師。

吃得太飽不容易入睡，但絕不可吃安眠藥。身體有了毛病，不易感覺疲勞或滿腹，這是值得注意的地方。一個身體健康的人，因身體的原始感覺，肚子餓了就會吃東西，而且飯也只吃八分滿，不會快食、快便。即使遇到上司，也不會屈意奉承，如同懶惰和尚一樣，過著消遙安定的人生。

第三章

保護身體與調整姿勢，使缺氧情況改善

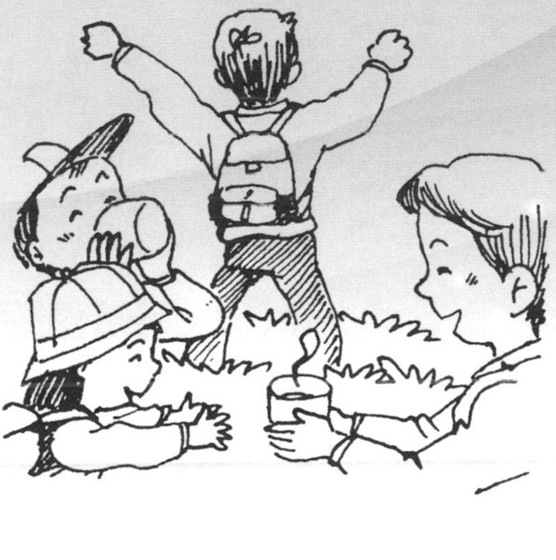

1．有沒有缺氧？

「身體不准搖晃，坐好！」（啪！）

這是坐禪道場中的一個場面，指導者正大聲斥責學員；「啪！」的一響，則是指導者拿一種橡樹製造的教鞭，打學員的背部發出的聲音。

但是，人無法靜止不動地坐著，身體多少會搖晃，連修行僧也一樣。

而老僧侶們看似紋風不動的靜坐，其實還是一樣會動，只是振幅極小，我們觀察不出罷了。

雖然搖晃的動作趨於零，身體的運作卻仍舊進行。

人的身體用X光照射，形狀如同玩具骸骨一般。人的骨骼由硬骨構成，包括頭骨、脊椎骨、肋骨與胸骨；而肌肉則包圍在骨骼四周，形成保護層。人們能運動，完全是肌肉收縮的控制，並形成抵抗作用，以完成關節運動。

假使有一小部分失調，人就會失去平衡，姿勢會傾斜。連續坐幾天禪，會感到疲勞，此時，身體便無法維持平衡，會朝著失去彈性的肌肉方向傾斜。

腹肌弱的人通常朝前方傾；腰肌弱的人則後仰。同理，身體的哪一部分較弱，那一部分就較難平衡。

然而，身體異常的現象，一般不易發覺。在不知不覺中，身體的健康狀況會愈加嚴重。所謂的腰痛或關節痛就是因此而來的。

缺氧——從出生至死亡，人們未曾想過，如果有一天缺了氧，該怎麼辦？在空氣稀薄的高山上，或充滿污濁空氣的都會中，人們對氧的需求增加。一旦空氣中布滿了塵埃與廢氣，對身心都有極大的影響。

其實你常處於缺氧狀態下，只是不自覺罷了。譬如，心情焦慮、爭執、連一點聲響都感到心浮氣躁及耳鳴、食慾不振、神經痛發作，皆因身體氧氣不足所引起。深呼吸之後，你將明白氧氣不足的影響有多大，因為上述症狀都會一一消失。

當然，也許直到此時，才完全明瞭氧氣不僅協助血液循環，對整個身體的機能更具影響力。

意識性的呼吸若能持續三分鐘，對身體會有很大的幫助。除了讓你瞭解自己的身體外，深呼吸的另一功用是使你的心情保持開朗與愉悅。可別小看深呼吸，真正實踐並持之以恆的人委實不多呢！

2．何謂「沉思者」？

「智慧」一詞，在世界所有宗教中，屬佛教最為重視。從坐禪中便不難瞭解，閉目養神，靜心地思考人性的真理，忘卻世俗的一切，超越自我，以追求更高的境界，這就是智慧；因為你已完全掌握了自我的思考。同樣地，身體裏也蘊含著智慧，否則，怎能自司其職而不會停止？

寺廟裏的佛像一定端坐，絕不會駝背，否則無法集中精神，容易疲勞。

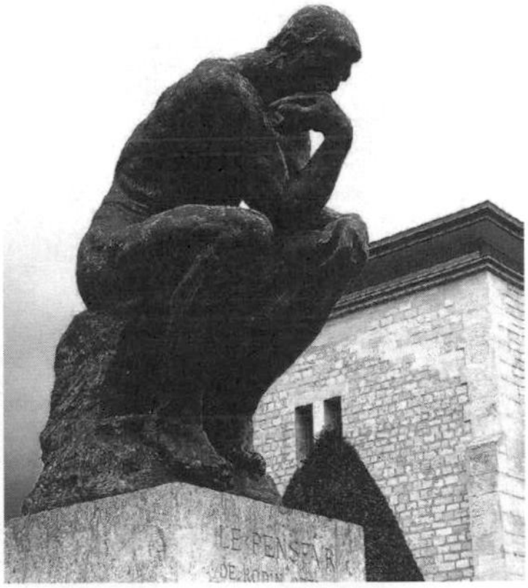

當呼吸不順暢時，直接受影響的是腦，大腦會因缺氧而頭昏目眩、想睡覺。

腦約重1.4公斤，水分占了85％，比重比血液重，看起來有點像豆腐。1.4公斤約占體重的2％，然而，由於腦會消耗氧氣，所以占了40％左右，比例可謂不小。

因此，空氣一旦混濁，無法做深呼吸時，最先失去活力。全身的血液循環或呼吸運作不正常，人會變成半窒息狀態，自然腦就不能正常活動了。

請看右方照片。這是舉世聞名的大藝術家——羅丹的作品「沉思者」。假使人們都用這種姿勢思考問題，恐怕只會徒增煩惱而無法真正地思考以解決問題。

這座雕像上半身前傾，肘架在腳上，腹部被壓迫，而無法順暢地呼吸，胸部也被雙手擋住。所以，以這種姿勢坐著，自然難以深呼吸，血液更不能充分循環，腦會變成缺氧狀態。難怪這尊　心考者」迄今尚未想到令自己滿意的答案。

身體缺氧狀態持續，會引起發燒。正確的說法是缺氧所引起的體溫下降與新陳代謝的停滯造成廢物蓄積所致。

一般缺氧後，體溫約在37度左右，持續一個月，體溫會升至38～39度。

一天的缺氧，體溫只比平常多一些，但還是維持在36.5度上下，只有調節體溫的中樞神經精度略降，不會引起不適或發燒。但如果故意做深呼吸，身體會熱。

由於人體由自律神經支配，所以，無法用意識控制深呼吸以提高體溫。可是，有一種特別的方法，就是巧妙的運用骨骼。請看上圖，這種姿勢會使呼吸順暢，且容易入睡；而手腳伸展開來，對呼吸運動大有幫助。

在你醒來之後，會感到神清氣爽，支氣管炎或喉炎也將獲得改善；假使你有痰的話，過約三天，顏色會變得透明，這就是治癒的最好證明。燒也會漸退，其他炎

3．增氧

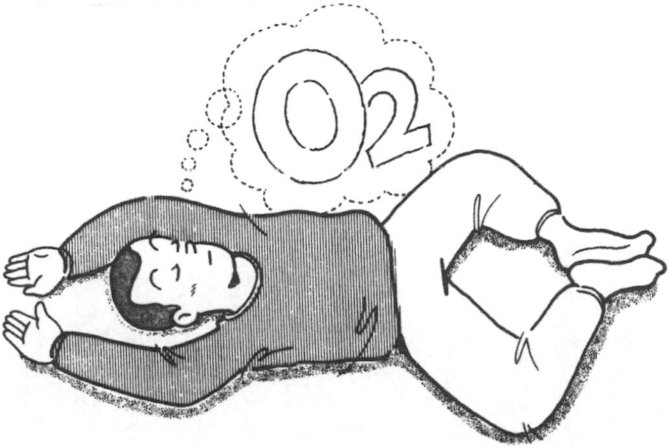

症也是一樣。所以，沒有必要使用抗生素或退燒藥。

當感冒久久不癒或異常疲倦，呼吸變得急促不順，此時，你的血液正呈缺氧狀態。

當然，你不必感到恐慌，因為氧正是免費又有效的退燒劑。

同時擁有充分的氧對人體只有好處，沒有壞處。

4．呼吸也有偏倚

每一次呼吸，腹部與胸部的動作是呼氣

長，吸氣短。

一般正常的呼吸法是從肚臍下的腹部開始，然後再循序到達胸部，宛如波浪般地進行。這種動作有點兒類似螟蛉移動的樣子。當然，一個健康的嬰兒，他的呼吸方式也是如此這般。相反地，不健康的人，只用胸部或腹部呼吸。因此，呼吸的動作若只有單一進行，表示身體略呈缺氧狀態。

所以，此時不妨觀察你自己是否呼吸正常。

當你呼吸時，腹部是否凹下、胸部是否凸起？如果相反，你就該調整自己的呼吸法了。最好能做到腹部凹下、胸部不動的標準。假使你能達到這個標準，表示你的身體柔軟且正常。

人們的呼吸運動，一日約一萬次左右，甚至更多；缺氧的情況必然也會增加。缺氧引起的疾病，由於人們的不瞭解而被忽略的也大有人在。

各部位的呼吸都有名稱：肚臍以下的腹式呼吸法叫「下焦呼吸」；肚臍以上至胸部的叫「中焦呼吸」；而胸部的呼吸便是「上焦呼吸」了。

這三種呼吸是治療疾病的關鍵，請記住！

5．學習「三焦」呼吸

上焦、中焦、下焦合稱「三焦」。聽過這個名詞的人可能不多。這是中醫學的常用語，與西醫略有不同，但往往成為與呼吸有關的身心操作要點。假使不喜歡上醫院，那麼此部分若能理解，對你有很大的幫助。請看圖：倘以現代醫學觀點觀察，這樣的解剖圖是錯誤的，但卻挺有趣。

圖中左方註明瞭上焦、中焦、下焦的字樣。所謂三焦，是指身體能量分配的中心——呼吸。其中之一的呼吸中樞若偏倚，極易造成氣喘或胃弱等各種慢性疾病。

構成生命原動力的呼吸分配法，現代西醫較不熟悉，也因此，令偏於西醫的人士感到疑惑。上焦是支配腦部進行分析的呼吸器；中焦則是支配消化系統，特別是胰臟部分；下焦是支配排泄與生殖機能。

所以，常做上焦呼吸的人，容易形成便秘或膝弱。做下焦呼吸的人，則為上焦

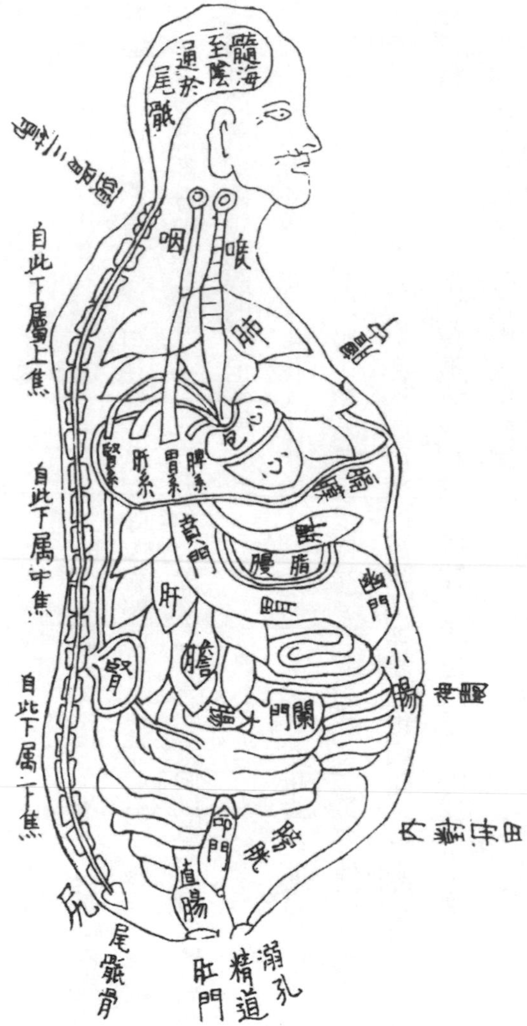

髓海至陰通於尾骶
咽
喉
肺
心
腎系
肝系
胃系
脾系
賁門
幽門
肝
膽
腎
闌門
小腸
命門
直腸
自此下屬上焦
自此下屬中焦
自此下屬下焦
尾骶骨
溺孔
精道
肛門

氣不足所引起，肺和支氣管較易出毛病；而做中焦呼吸的人，腸胃很好，一不小心就會吃得過多。

如同控制家計用度般地核算花了多少錢，為自己的呼吸重新調整吧！尤其是身體虛弱的人，更應該好好訓練自己學會三焦呼吸法，使身體更健康。

6．引起便秘的「上焦呼吸法」

上焦呼吸一旦偏倚，心情與呼吸都會有所影響。考試前先坐禪（參考26頁），放鬆心情，到了考場必然氣閒神定，順利地完成考試。

雖然尚未證實上焦呼吸會使血壓升高，下焦呼吸會使血壓降低，但依臨床實驗證明，此種說法仍有根據。

呼吸固定在上焦，會引發持續性高血壓。所以，有此習慣的人，要多練習下焦呼吸法。

通常一般人呼吸在上半部，亦即上焦。這些人胸部厚，血色佳，但是排泄機能較差，如便秘或腎機能降低；容易罹患痛風、風濕等疾病。

這類呼吸運動多半在肩及胸或頸部，所以，肌肉會產生硬化，繼而壓迫血管，容易形成靜脈曲張而浮現在太陽穴。

要矯正上半身的呼吸法，可參考45、63頁的體操，將會消除身體的不適感，最後再用53頁的運動療法。完成一連串運動後，呼吸法已變為中、下焦了。此時，你會發現腳趾部分有發熱的感覺，肩也不再感到僵硬。

慢慢地，會感到一股暖流在下半身流動，頭腦清楚，思維敏銳，記憶力也增添許多，整個人都輕鬆起來。

7．容易產生疲勞的「中焦呼吸法」

中焦呼吸以肚臍為中心，做呼吸運動，所以中焦呼吸特別明顯。中焦包含的部分有胃、肝、胰等器官。平常採用這種呼吸法的人較健康。

請看圖。中焦呼吸法是接近均衡型。

而人的呼吸是使用胸至腰椎處等十七個背骨。但，胸椎運動不順的人，容易以腹部呼吸。所以，脊椎骨會愈來愈硬，而人的疾病也將一一出現。

用中焦呼吸的人，脊椎骨較柔軟。每回呼吸會刺激消化器，使之能充分運行，因此，這種人的身體健康。但是，進入老年期後，由於攝食的緣故，消化器會有退化的傾向，體力也稍微差了些，容易生病。

無法做中焦呼吸的人，自然難以從上焦呼吸改變為下焦呼吸，容易形成過勞的現象，晚上會失眠。

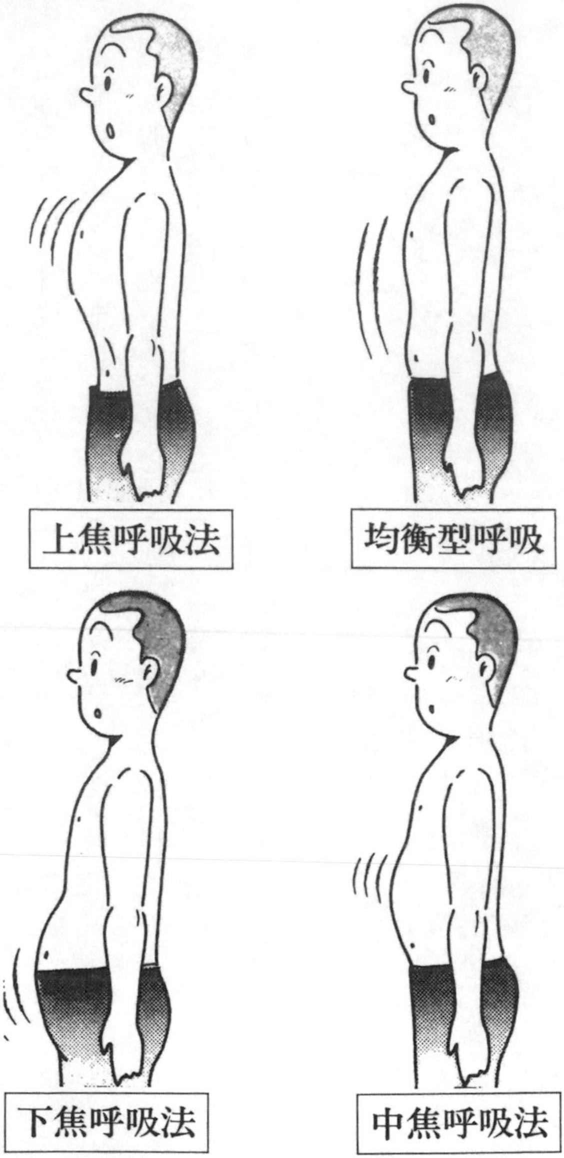
上焦呼吸法
均衡型呼吸
下焦呼吸法
中焦呼吸法

8．下焦呼吸法

請想像彌勒佛的姿態。其凸出的腹部是下焦呼吸形成的。據說，下半身有一股暖流環繞。

坐禪時，用腹部呼吸，不易產生煩惱或妄想。特別是下焦呼吸法，上半身自然放鬆，連腦部的運行也呈休息狀態，類似冬眠。這種呼吸法，下半身氣血充足，但上半身可能缺乏。有支氣管炎、過敏性鼻炎、胃弱的人，多用此法。

而容易罹患感冒的人，多是使用下焦呼吸法所致；假使能調整過來，將呼吸變為上焦，感冒會自癒。如果是偶爾感冒，用藥物治療即可。然而，像過敏性胃炎或慢性疾病，就得用上焦呼吸法來改善了；參照104頁的說明即知。使用上焦呼吸法的人，胸圍突出；使用下焦呼吸法的人則下圍突出。

最好的方式是均衡，白天使用上焦呼吸法，晚上使用下焦呼吸法。但這僅適合骨骼柔軟的人。若骨骼硬化，這種變換便無法順暢進行，下焦疾病會蔓延而上。

用下焦呼吸的人，白天精神差，直到晚上才恢復正常。要將呼吸變為上焦，此練習法相當有效。

首先，雙手放在頭上，繼而坐在地面，如此而已。

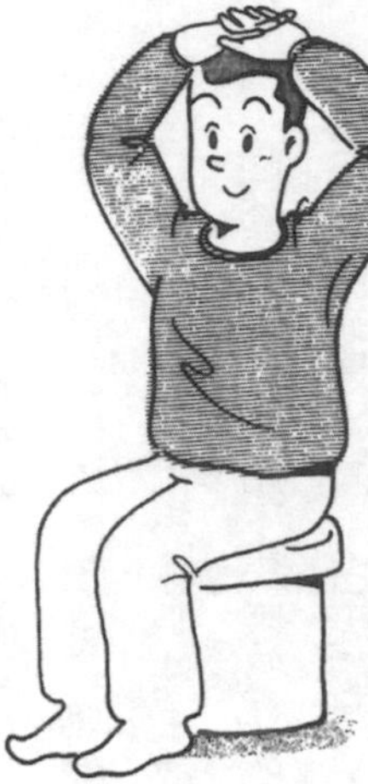

用下焦呼吸的人，不需幾分鐘，雙手會疲倦，但要稍微忍耐，絕不可放下；有些人則肩膀會痛。這都是必然的反應。為了身體的健康，再難過也要撐下去。維持一段時間後，會感覺比較舒服。一般約五分鐘，有些人需要二十分鐘以上，視骨骼的柔軟度如何而定。

當感到順暢後，觀察呼吸是否正常；原本眼皮重的人，也會變得有精神。

看起來似乎簡單，欲持之以恆卻不容易。若能銀而不捨地實行，保證支氣管炎等疾病會痊癒。

9．打哈欠的原因

打哈欠是種深呼吸的動作，並非完全是愛睏所致。在瑜伽術中，身體若伸展到某種程度，或用針刺激手腳部位，也會產生打哈欠的現象。

打哈欠的原理何在？

對哈欠前後的呼吸作比較，會發現，哈欠後的每一次呼吸既大且深，全身上下都在運動，身心感到舒服。

可能哈欠前的呼吸淺而微，中氣不足。身體一旦氣不足，自然而然會深呼吸。關節痛、胃腸差、心急或憂鬱，胸部有緊縮感，腦筋的反應會變遲頓，無法專心思考，此種情形是由於呼吸淺而微。要瞭解所謂上焦、中焦、下焦的呼吸習慣，就得與自己的身體親密接觸，保持骨骼柔軟，並常做運動。

10·下班後的憂鬱症

在此要介紹幾種簡單易懂的呼吸法，能消除下班後的憂鬱症。所謂「下班後的憂鬱症」，是指工作了一天後，身心俱疲，卻又不想馬上回家，想找個地方解悶。

上午有衝勁且活力充沛的人，即使背負貸款，仍能輕鬆地說道：「貸款的事不必擔心，只要工作努力些，就足夠繳清了。」但到了下班後，這種鬥志就會消失；辛苦工作了一天，疲憊不堪，坐在小酒店中抱怨：「這次的工作恐怕不太順利；貸款那麼多，該如何還清？」

相同的事，往往因受到情緒的影響，而有截然不同的表現；佛教稱為「三界唯心照」：認為在這紛擾的世界中，所有的事皆由心生。

事實上，缺氧的因素佔大部分，一般人卻以為是心理因素及疲倦所致。

想要解決這種反覆的現象，深呼吸是最好的方法。一開始，深呼吸會將身體中的氣全新過濾。

定氣凝神，深呼吸，剎那間不悅都將隨風而散，代之而起的是愉快的心情。

此種呼吸法對初老期或老年期的憂鬱狀態也有效。長途開車疲倦時深呼吸，可防止睡著。尤其是學生，更可加以利用。

暫停呼吸數秒，血中二氧化碳會增加，刺激延髓的呼吸中樞，以出現深而久的呼吸，促進腦細胞活動，消除疲勞。

縱使深呼吸的好處多，也不宜過多。養成良好的呼吸習慣，對身體有相當大的幫助。

11．引起上焦與下焦呼吸的溫冷浴

假使對於前述的深呼吸法還不甚習慣，別擔心，另外有一種效果不錯的溫冷浴可以試試！

身體浸泡在浴缸中，等全身暖和了，起來用冷水淋浴，而後再回到浴缸裏。如此反覆幾次。記得最後起身時，要用冷水沖洗。

夏天用此法應該不成問題，若在冬季，可能身體較無法適應。起初不妨先試溫水，然後在浴缸中慢慢加些冷水，才不至於一下子適應不良而感冒；等完全適應後再用溫冷水浴，五次就好。

如果這樣做，還是難以適應而且不舒服，極可能是缺氧的緣故，即使浸泡溫水而不加冷水，仍然難過。這個症狀與下班後憂鬱症的情況相同。既然一樣，就使用深呼吸療法，反覆九次，直到打哈欠，身體會變得暖和些，此時便能做溫冷浴了。

沒有浴缸的人，利用洗臉槽也行。熱水與冷水的比例平均，先淋在頸部，然後再漸漸往下移。別操之過急。

溫冷浴的目的並非冷卻身體，所以不必淋過多冷水，適中為主。別擔心洗臉槽的水無法達到效果，只要有耐心地淋幾天浴，呼吸會變為上焦。剛進入浴缸時，呼吸是下焦，淋冷水則轉為上焦呼吸，這是兩個極端的變化。這種方法沒有危險性，更不會影響到生理，反而會使身體更柔軟，精神特別好。

身體若尚未柔軟，用冷水淋浴會感到冷。久之，會發現身體似乎已開始暖和，表示你的呼吸已在改變，即使浸泡再久的溫冷浴也一樣感到溫暖。這時，你會慢慢感到呼吸深又大，身體得到充分的氧。呼吸變深之後，即可結束浸泡。

心臟較差者或老年人，不宜用這種方法，以免刺激過度，心臟負荷不了。先用溫水試試，然後在浴缸中做些運動。譬如，雙手舉起，或將腳前後伸屈。

跳舞能達到運動的效果，因此，不跳是不是吃虧了些呢？

世界各地的舞蹈和祭典，表演者的雙手以舉起居多。當職棒選手揮出全壘打，觀眾往往喜悅地揮手叫喊。事實上，這與本能反應有關：人在高興時，手會自然地舉起，心情也跟著舒暢起來；相反地，傷心時，多半掩面而泣。舉起手，呼吸會變成上焦。這是件微妙的事。

沒有機會跳森巴舞（巴西嘉年華會上常見的舞蹈）的人，可在家中自行練習類似的動作。將手高舉，繞屋內跑幾回。剛開始會有點不舒服，不過幾次後就會回復正常；假使真的很難過，就別勉強，先用步行試試一段時間後再慢跑。

一星期一至兩回，千萬別因難過就放棄不做。對生活在都市中的你，這個輕而易舉的動作最適合也不過了。

第四章

影響身心的因素

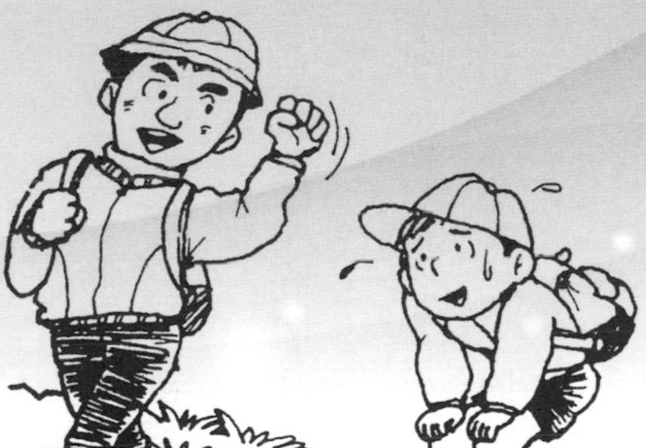

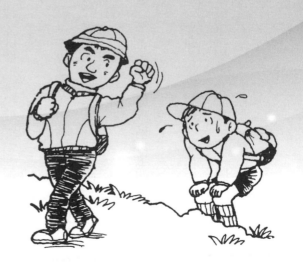

1．富裕的生活

邁入二十一世紀的今天，人類的生活已經愈來愈充裕富足！但也由於太過富裕，反而使人們不懂得珍惜，物質上的享受勝於精神食糧，浪費似乎已成了一種習性。

環境的污染更是嚴重——廢水、垃圾、空氣污染、廢氣。也許現在的影響還在可忍受的範圍，但後代子孫卻得承受我們這些前人留下的污穢。讓子孫見不到乾淨的環境，我們於心何忍？

直到有人開始呼籲，生態已產生危機，才真正覺醒過來——過度追求物質生活反而得不到心靈上的慰藉。

把心找回來是現代人的夢想——找回久未聯絡的朋友，回家享受親情的溫暖，重視心靈的渴求，重視你自己。多關心這個社會，將會發現世界是多麼美好，遠勝於物質所帶來的短暫歡愉。

2．不易琢磨的心

在佛禪中，真正的心是無法看透的，所謂「心不可得」，自然對喜怒哀樂也不需刻意追尋。心靜自然涼，能超脫世俗的一切，必然能使心靈得到平靜。

「我非聖者，無法完成如此神聖的事。」常聽到有人這麼說。「人非聖賢，熟能無過。」相信更耳熟能詳。但聖賢者並非就如同神一般，因此，別輕忽你自己。

學禪者，坐下來深呼吸，你會發現所謂喜、怨、哀、樂，不過是心中的障礙罷了，只要靜下心，一切都會變得平常。

即使有再大的憤怒、委屈，也將隨風而散。

當然，起初會不習慣，總覺得心裡空蕩蕩，沒有安全感。

持續做深呼吸，將會瞭解到，所有俗念皆由心生，但也能由心除。做完之後，你可能會稍微覺得疲倦。而這是因身心放鬆的緣故，別緊張！往後只要感到憂煩，不妨試試這個方法。

喜、怒、哀、樂不僅與心有關，缺氧也是原因之一。一般人大概不曉得，其實只要生活正常、多運動，身體就會很健康，就算偶爾生個小病，也無大礙。

3．所謂「身心柔軟法」

一般身體的異常多是身體偏倚的關係，加上疲勞過度，因此，引發各種疾病。通常運動即可改善體質，疾病也會治癒。

每當看到別人動作俐落，往往羨慕地說：「身體這麼柔軟，令人欣羨。」其實你也辦得到，不是嗎？

脊椎柔軟的人，生理機能狀況佳，無論做任何事都不需費太多力氣。但骨骼柔軟與骨骼疏鬆截然不同，千萬別搞混了。骨骼疏鬆的人易骨折；而柔軟的人則適合任何運動，反應也靈敏，假使有細微的針輕輕碰觸，他馬上知曉。

就針灸療法來說，只稍將針刺入穴道，骨骼柔軟的人，全身氣血馬上貫通整個身體，人也會感到異常舒暢。但是骨骼硬的人，可能須多花一倍的時間來治療，筋脈不易打通，身體恢復力也弱了些。擁有健康的身體比什麼都重要，好壞僅在一線間，可是差異卻有如天壤之別。

身體的構造相當奧妙，懂得該如何維護保養才是根本之道。

4．基本動作——「腳是拇趾，手是小指」

柔軟的身體會以美妙的姿態呈現於我們眼前，所謂「婀娜多姿」即是此意。連略顯僵硬的身體也會表現柔軟的一面。

不常運動的手腳就不會產生柔軟的動作，連工作也無法做好。雖然一樣走動，但姿勢總不如身體柔軟的人。如果不常活動筋骨，可能繪畫、手術就難以精確。

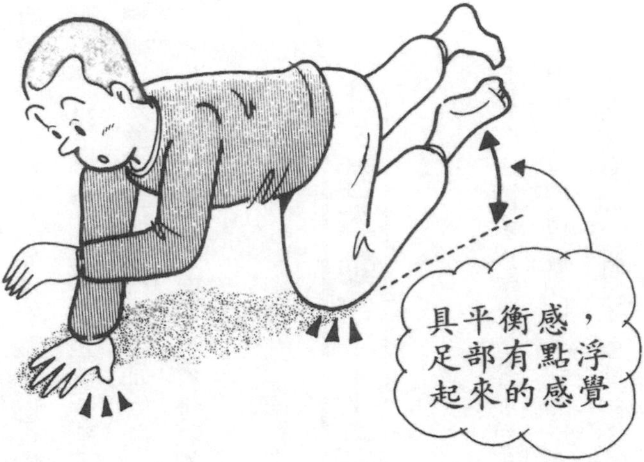

若是主婦，能把握「腳是拇趾，手是小指」的原則，連炒菜，切菜都有美感。

廚師、相撲選手、書法家皆然。

以前沒有交通工具，到任何地方都只能步行；用手製造生活必需品。由於人類的聰明與身體力行，才使歷史前進，文明得以流傳。假使人們故步自封，世界將不會進展，可能還停留在石器時代。而心是身體以外，推進社會的另一個原動力，使人間處處有溫情，更使人間充滿蓬勃的朝氣與生命力。所謂「真、善、美」，是經過「腳是拇趾」、「手是小指」順序構成的。

譬如，登山時不免會遇到溪流、獨木

橋。當你過河時，必定小心翼翼，唯恐遭逢不測。此時，重心均著附在腳拇趾側。假使你的重心施加在其他腳趾，可能會失去平衡，有掉落之虞。因此，集中精神，全神貫注，微妙地使用均衡感，便能安然過河。

精神集中與下肢內側的肌力運動有關。可惜一般人不曾察覺。當集中注意力，專注於某件事情時，全身的神經緊密相連，造成緊繃，心中自然無法產生雜念。

有空要充分利用時間鍛鍊「拇趾與手的小指」，以增進平衡機能與集中力。山間的碎石路是最能遠到效果的運動場所。若在頭頂放本書以保持平衡，則更佳。像圖中的方式亦可。雙掌著地，膝蓋亦同，然後以交叉方式進行，單手、單膝的姿勢維持一分鐘後再交換，反覆幾次。

用此方法，無論精神或集中力，都會顯著加強，連腰痛、肩硬化也可以獲得改善。這是身體柔軟的緣故。

5．浪費力氣？

「身體重，無法做體操。」如果是龐然大物則另當別論；否則，這就是不負責任的說法。因為身體是屬於自己的，是重是輕，完全在於本身的態度。

想一想，扛重物時，你是否會自我調整？答案是肯定的！你絕不會右肩已疲憊卻不換左肩扛物；或者因右肩肌肉發達，使用頻率高，而使左肩負載力較不穩。

倘若是牛或馬，或許由於人類的控制及本身能力有限，無法決定載重力該在哪一側；但人不同，人會思考、行動、站、臥，所以，付出的氣力多少不一樣。

人能行動自如，當然也能控制思考模式，利用肌肉支援身體。肌肉所做的工作或者能做的工作，與肌肉和血液有關。而肌肉能伸縮多久不出毛病則與健康有關。所以，運動是非常重要的，有效的運動能使你搬運東西自如而不覺得疲倦。假使你的肌肉萎縮消瘦，便無法正常運作一般細微的工作。因此，以最好的效率完成事情並不困難。瞭解自己的身體，自然可為你節省不少時間與體力。
記住！別怠慢了你的身體。

6．能輕易地運用臀部躍起

身體柔軟，做任何運動都輕而易舉。所謂「輕姿曼妙」，不就是如此嗎？
現在教你一些基本的跳躍運動。但不是用手或腳喔！是用你的臀部學習如何輕快地躍起。

一、請看圖①。坐在地面上，雙膝彎曲，手放大腿內側，然後用臀部平衡身體往上躍。

夫妻亦可做此動作：雙手牽著，雙膝彎曲，同時向上躍。重心一樣在臀部。
若躍不起，表示用力過度，重心全放在臀部上。

其實，這個動作相當簡單，只要心情放鬆，讓自己靜坐數秒吐口氣，深呼吸，你會發現很容易完成。動作要快，動作一快反而不累、不流汗，輕鬆自在。

習慣後，就用坐禪的姿勢，雙腿盤起，只用背骨的力量即可將身體拉起。

二、請看圖②。躺在地板上，手腳對著天花板，迅速伸展之後躍起。對於年輕人來說，這個動作不可過於激烈，以免傷到脊柱。

〈圖1〉

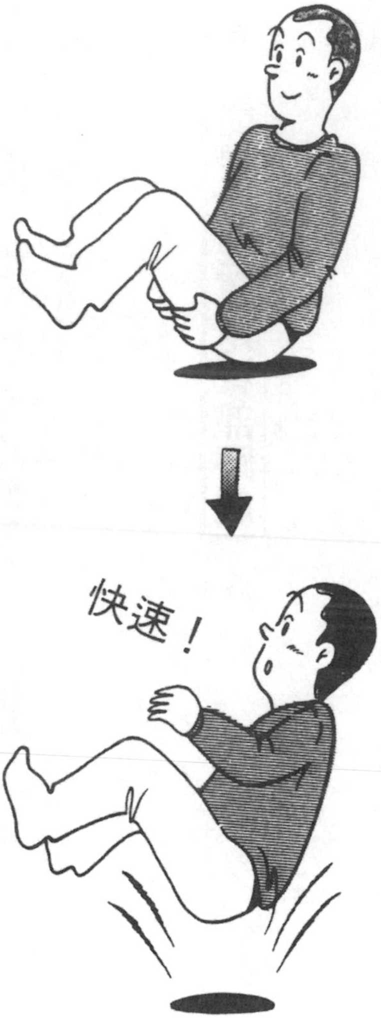

〈圖2〉

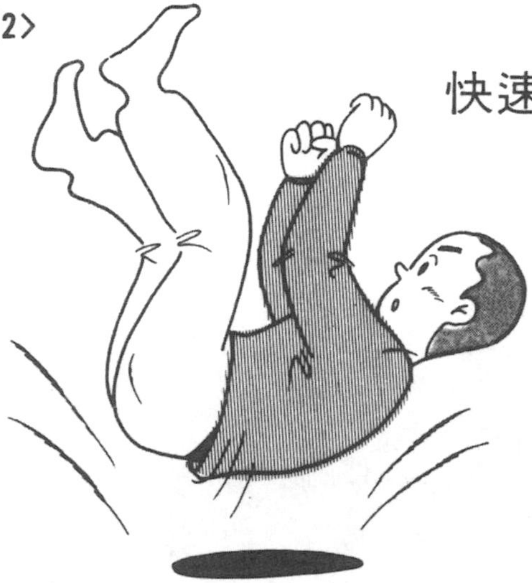

這種動作可說是脊骨輔助手腳完成的。有些人做完之後，感覺像靈魂出竅般。當然，僅是一種感覺。當你搭乘雲霄飛車時，不也有此感覺？

目前科學實驗尚不曾發覺靈魂出入的地方，所以，只當成談笑的話題罷了。

7．搖晃

以前的佛教徒為了尋找「心」，曾登山涉水，不辭辛勞地找了好些年，遍尋之後卻發現心竟難以捉摸，且充滿了奧秘。即使在二十一世紀，仍未能發現人的內心深處究竟有多少堂奧可尋！

當然，心不只是心臟，它還是靈性的一部分，有感覺、有生命，自然也會像海草般搖晃。

既然它會搖晃且於體內，不可避免，人們受其影響，身體亦隨著心的搖擺而晃動。但身體的搖晃與人生的一切事物有關，包括感情、思考、衝突等的喜、怒、哀、樂。搖晃的動作，如何控制自己的情緒並壓抑肢體語言是重要的課題。

雖然如此，卻也不須過分抑制自己，以免精神衰弱，過度緊張；適中即可。要讓自己訓練到紋風不動也不是一件容易的事。所以，不妨輕鬆些！

想一想，喝醉酒的男性，不僅走路搖晃不已，甚至可能掉落水溝；也許還會對路上的行人打招呼呢！這是由於心情放鬆所致。

酒，可說是相當神奇的物品，化解了人與人之間的鴻溝，並使人愉快且助興，難怪稱為御神酒。

佛教稱酒為「般若湯」。所謂「般若」，指一切皆空。所以人們心中的疏離感會消失。有趣的是，酒醉的男性總喜歡開女性玩笑。

然而，事實上並無所謂萬象皆空的崇高理念，不過是本性使然。否則，喜歡錢甚於女人的男性為何不對著錢包說話？

隔日，當醉醒之後，又如往常一樣過著朝九晚五的生活，更別提跟他人打招呼了。此種情況叫作連帶反射：好像將食物放在口中，就會自動分泌唾液分解；又像敲膝，小腿會自然抬起的反射動作。

人的聽覺對周波與人聲最為靈敏。人往往對著聲音的方向望去，卻不見得往傳來的方向走：也許被己身的意識控制，也或許因他事阻止而無法前往。

佛家語中解釋為心的影響，認為人的任何行為姑且不論是否與外在有關，但絕對是心的意念操縱全域。你認為呢？

8．房中術與健康

生活中的連帶反射，最具代表性的事情就是「性愛」。平常單獨行動的生物，一到了繁殖期，就會群體行動，尋覓伴侶以繁衍後代。動物或許只傳宗接代，而人除此之外，還視「性」為一種情感的交流。當然，親密行為結束後，疲倦是免不了的；但若能運用身體潛在的「智慧」好好運用，不失為一種健康法。

中醫學裡面有一門「房中術健康法」。古人最常利用中藥壯陽，可見其重視的程度，從古至今仍不曾稍減。以慢跑為比喻：短跑的時間短，速度快；而慢跑卻是比耐力與體力，只要維持一定速度，必能安然抵達終點。

所以，行房時慢慢來，不要急，也別過於興奮。其實，行房可消除緊張，增進健康。切勿急躁，動作要溫柔，才能真正享受閨房之樂。

有些男人性器官勃起時間短，中醫學認為是腎虛。雖與腎無關，但人們總混為一談。但腎也算是生命的源泉，稱作「元氣」。

變成腎虛，精神的集中力便弱下來。天氣雖涼，仍會流汗，有時會有感冒的症狀出現。這完全是心理因素，自尊心作祟。這種人較消極且膽小。

有人曾做過統計：年紀愈大，性愛次數愈少。六十歲的人，大約一個月一次；四十歲的人，半個月一次。

通常用溫冷浴即可改善；尤其是身體強壯的人，效果更佳。

性慾與集中力有相當的關係。英文稱「做愛」為「make love」。

身體結合，連帶感會加強。試一試：比如手掌、手背緊貼與手心相觸的感覺必然不同。對手來說，最敏感的部位是小指側，用小指撫觸東西易產生共鳴。

做愛雖然消耗體力，人們仍樂此不疲，是何原因？

答案很簡單，就是連帶感。

9．何謂愛？在何處？

幼兒摸鬱金香，小心翼翼地以雙手捧起，深怕驚嚇花兒，卻又欲嚐其味般的好奇。幼兒都是天真無邪的，在他們的世界裡沒有自與他的分別。

要將幼兒的行為運用在自己身上。

對自己所喜歡的事物會輕柔地碰觸，氣則集中在小指側。用小指撫摸東西的感覺最好。

將手的小指彎曲，下焦呼吸開始。

手相學中，小指代表生殖器官。有趣吧！人體運用屈肌運動。屈肌使肌肉收縮，關節彎曲。這是個基本小常識。以手臂彎曲，二頭肌、三頭肌及對關節為例——

二頭肌、三頭肌皆一端連於肩胛骨，另一端連於前臂骨上。二頭肌位於手臂內側，三頭肌位於手臂外側。

二頭肌收縮時，三頭肌必須舒張手臂彎曲。二頭肌為屈肌，三頭肌為伸肌。

人們常會問：「愛在何處？」其實愛就在我們心中，所有的愛皆從心中油然而生。比如你見到一隻可愛的動物，或遇到一位可憐、落魄的人，你就會產生憐憫、同情之心。所以，心在我們的身體裡，常會無意識地表達。

人，本來就是有愛心的，異於一般動物。因此，你會愛你的家人、親友，甚於一草一木。當你與親密的愛人在一起時，必也以愛為出發點，有了愛才會談論將來，不是嗎？

所以，你像嬰兒般地觸摸花朵時，也會不禁讚嘆：「好美麗的花，觸感真好！」真的是花的觸感好嗎？其實是你心中的愛使然。若心中無愛，無論見到如何美好的事物，也會棄之如敝屣。

10．手掌的原始感

人若失去了手腳，仍能勉強地獨立生存；但切腹後，沒有人仍可以活著——這是元氣集中在腹部的原因。

據說我們的祖先是猿，更早是經由鼠類演化而來，而生物的共同祖先是空棘魚。比較脊椎動物，牠們的胚胎發生初期都十分相似。在後期，才產生一些改變，發育為不同的動物。所以，人體和魚的構造相似。

茲以淺顯易懂的說法介紹肌肉——

將人體的腹肌構造稱為五花肉，對外在的刺激反應至中樞神經的稱為裡肌肉。裡肌肉能敏捷地運動；而五花肉的工作是保護及支持內臟。

在科技昌明、工商業忙碌的社會裡，過了中年以後的上班族，運動機會減少，全身上下會運動的，大概只有內臟器官而已；久之，腹部會形成贅肉。

手和腳是裡肌肉與五花肉組成，亦即拮抗肌、伸肌及屈肌。

手掌像腹部，手背像背部，感覺是相同的。

手掌內側是五花肉的一部分，與元氣、內臟一氣呵成。

用手觸摸苔蘚、樹木、土壤或任何事物，會產生和宇宙的一體感，確認自己是自然界的一部分。

當你喜歡對方時，會熱情地擁抱、接待；面對討厭的人，可能會不予理睬——就像手掌與手背的感覺一樣。

11．能治療身心的「超能力」療法

你可能不知道，用來洗衣、煮飯、工作的手，居然還能療傷！

膝蓋撞到了桌角，直接反應是：「唉呀！好痛！」然後用手揉被碰到的部位。

這是基本的反射動作，也是最原始的治療法，藉以減輕痛苦。

有些人提出，手會產生不可思議的光電波。雖不曾見過，但人的手確是擁有治療身心的最佳處方。

古人稱之為「藥手」。這種事無法用科學測定事實的真偽。這恐怕是科學之外的神秘一面吧！

這種能力並非只限於某些人，所有的人都有，比如揉腳；只是有些人具有超乎人類想像以外的特異功能。

或許你仍感到懷疑。當遇到失敗、挫折時，心情必沮喪不已，此時，若有人過來拍著你的肩膀安慰你，你的感覺是否舒服些？反之，你去安慰他人時，結果也是相同的。你絕不會將手放在別人的頭上或耳垂處，更不會重力拍擊；因為你的身體知道如何治療別人的穴道與方法。

一些感到疼痛的患者，醫生會幫他們注射止痛劑。相信你也曾有過此經驗，效果非常迅速。

而用手貼著疼痛的部位，較輕地搓揉著，雖然止痛效果不及藥品治療，但是全身充滿著舒服與安定的感覺卻是任何藥物所不及的，可見手的功效有多大！

家人不舒服時，不妨用手撫摸試試！

中國古代療傷或傳授武功都用手掌貼著身體運送元氣給對方，你看過吧！

人與人之間的相處，手扮演重要的角色，撫摸、握手、擁抱，都是友善的行為。尤其是家人的感情交流也靠雙手推動，多用手溝通情感。沒有親密接觸的家庭，家中成員必不親近且急躁、脆弱，這是我們應該注意之處。

12．普渡眾生的「萬能手」

佛教經常將人生觀當成問題看待。不只限於思考，還包含了「慈悲為懷，普渡眾生」的觀音菩薩解救人生疾苦的問題。

千手觀音的正式名稱是「千手千眼觀世音菩薩」，除了雙眼、雙手外，左右各有二十隻手，而且每隻手據說有二十五種法力，所以四十隻手所發揮的濟世力量高達數千，並且每隻手都有眼睛，最能感受外界的一切。

菩薩之所以能幫助天下人，全是他慈愛的心及手普渡、救濟世人，助人改惡向善。別小看這些手，不僅助人，還包含了深不可測的「智慧」，深蘊著世人難以理解的奧妙之處。

在醫院檢查病情，光知道症狀而無醫生治療仍然無效，或許只能對著檢查結果抱持悲觀的態度：「年紀大了，有什麼辦法！」若是如此，再好的醫學也治不了病。這種情形就如同觀音佛手，即使有再高的法力，倘使沒有慈悲心，也是枉然。

人對病痛的來臨不可恐懼，要有隨時接受任何打擊的心理準備，勇敢地面對；生存的意願與死亡的精進（佛家語）要同時並存。

我們雖無法做到如同觀音菩薩的願力，但盡一份心，為國家、社會、個人做一些事，關心這個世界發生的點點滴滴，心中有愛，適時地伸出援手去幫助需要幫助的人，你的心離觀音菩薩亦不遠矣！

第五章

各種疾病的改善、根治法

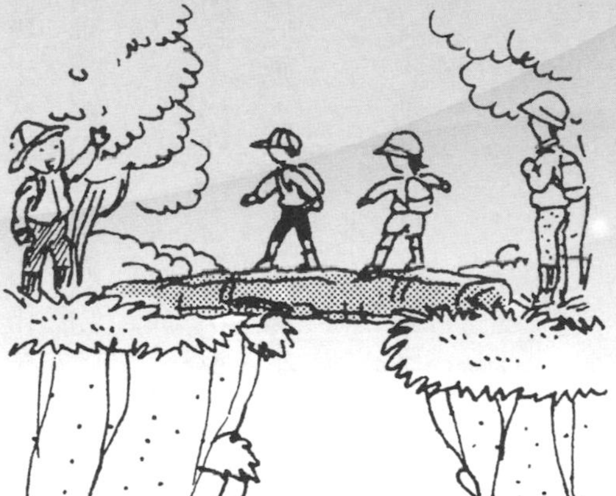

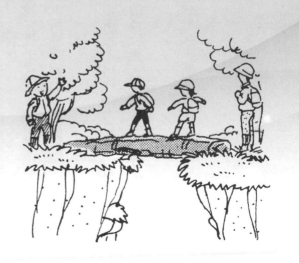

1．治療麻煩的疾病

◎過敏性鼻炎

鼻子會一直流鼻涕，很不舒服，且打噴嚏的次數持續好幾十次，疲勞不堪也免不了；更討厭的是，連喉嚨、眼皮都開始出毛病，整個人精神恍惚，工作不帶勁。

原因據說是：花粉、灰塵、壁蝨引起的症狀。

所有的醫生都會告訴你，這種過敏性鼻炎是前述幾項所致。另外，天氣變化也是原因之一。「只要這些東西吸入鼻內，就可能發生過敏性反應，難怪你會流鼻水及打噴嚏。」

然而，事實是否如此？有些人吸入這些東西卻仍安然無恙，為何？你一定希望成為不過敏的人。

請回憶前幾章有關呼吸的問題。過敏性鼻炎的發生通常與下焦呼吸法有關。經常使用下焦呼吸的人，支氣管、鼻、喉嚨的氣血不足，機能降低，鼻內的黏膜會失去保護作用而變得浮腫。黏膜分泌黏液，使空氣濕潤暖和，具有調節作用。由於鼻毛和黏膜有過濾作用，一旦機能稍降，進入的灰塵、花粉等就易附著在內，繼而發生過敏的現象，打噴嚏即是其一。

由於打噴嚏時，肋骨及胸骨更形下降，同時涉及腹肌的強烈收縮，以增加腹腔內的壓力，迫使橫膈急遽升高，致使胸腔很快縮小，引起強力的呼氣，亦即下焦呼吸，以致連續打噴嚏。如果噴嚏不止，將雙手放在頭上，或可稍減噴嚏的不適感。

若能引導自己做上焦呼吸法，過敏性鼻炎會痊癒，對氣喘、低血壓等也有效。很神奇吧！

雖說如此，但也有並非使用下焦呼吸法的人罹患此病，這是由於下半身氣血不足的緣故，不能充分排尿。試試舉腳振器（87頁）或立禪（26頁），讓下半身的氣血循環順暢。

總之，要用心及身體力行。

◎氣喘

我從一歲起即患了氣喘，迄今已有四十年，在氣喘問題方面，可謂是專家中的專家。無論是體操療法或鍛鍊療法均不見效果，直至我發現了一種骨骼療法，也就是鍛鍊身體，調節呼吸。

這是最原始的治療法。其實，愈接近自然的治療，愈能達到效果；不只對氣喘有效，其他各種疾病均可應用。

消化不良、發燒與呼吸也有關；而憤怒、生氣、抱怨等情況，一般人會認為是情緒影響，實際上卻是呼吸不足所引起。人的許多疾病深受呼吸機能的影響。

大部分的人認為氣喘是過敏引發，但現代的氣喘人口幾乎與過敏無關，原因迄今不確定。若以為只遠離霉、花粉，氣喘就會自癒，這種想法是錯誤的，因為最能幫助你解決疾病困擾的仍是自己的身體。

光是限制食物或清理家中的每一個角落，做到纖塵不染並不夠，現提供幾項輔佐治療氣喘的方法——

一、改善身體異常，恢復原始感。

二、避免吃得過多，工作量應減少，先學會控制自己的慾望。

三、鍛鍊下肢內側，改善尿質和排尿量。

四、使自己的呼吸改為上焦。

五、鍛鍊手腳運動，促進血液循環。

六、多攝取水果、蔬菜，防止便秘。

要認真記牢每一事項，並確實實踐，絕不可半途而廢。這些方法看似簡單，但如果沒有恆心與毅力，也只能徒勞無功。

在氣喘未嚴重化之前及服藥期間，用前述幾項方法能抑制病情惡化且改善體質。最好將鍛鍊法和基礎療法合併使用、效果更佳。

◎胃弱

吃了壽司後再吃麵，若想再吃個蛋，可能會覺得反胃；無法吃刺激性的食品，連多喝一杯水，心窩的部分就會嘎啦作響；平常若多吃半碗飯，會三天沒有食

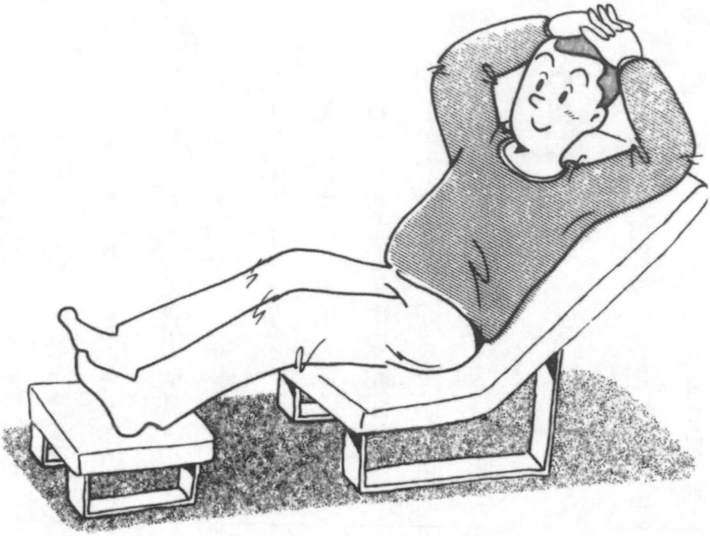

慾——這就是胃弱的現象。

平時，吃、喝不加控制，總要吃到肚子撐了才肯歇手，胃不舒服，便吃胃藥應付；這樣不僅對身體不好，更會增加胃的負荷量。

由於胃黏膜尚有許多細胞可以分泌黏液，使黏膜表面因被黏液覆蓋而獲得保護。如因生理失常、緊張、焦慮、壓力，致使黏液不足時，胃壁就容易遭到胃液侵蝕，導致胃潰瘍。

胃弱的人，胸薄，呼吸時，心窩的部位運動量少，多是下焦呼吸法。健康的人，食物一入胃，就會改為中焦呼吸；消化完畢，改為下焦呼吸。

但是胃弱的人，背骨硬，採用持續性的下腹呼吸法。所以，胃吸收力薄弱，食物難以消化，對身體會產生不良反應。因此，最好改變呼吸法，否則只會增加胃的負擔。

為了使下焦呼吸改為上焦呼吸，要縮緊腰帶。飯後運用圖示的姿勢休息，休息約數十分鐘後再散步，成效良好。

心窩部分抽搐並開始打嗝。別緊張，要認為「胃已開始活動」。此時的你或許有空腹感，但別吃東西，讓胃適應一段時間再進食。可別逞一時的口腹之快喔！

◎陽痿

我有一位友人，毅然辭去工作，攜家帶眷，搬至農莊。主要工作除了農務外，由於居家附近盡是山坡地，所以除草及伐樹就成為日常生活中不可或缺的工作。

有趣的是，工作後會覺得妻子特別美麗，不知不覺中產生強烈的性慾。

友人的第二個孩子就是在這種情況下出生的。他常摸著孩子的頭，大笑著說：「這個孩子可是割草、伐樹得來的喔！」

在位置不佳的地方做愛或工作，為了保持身體的平衡，用的力氣必比平常多出一倍。其實性慾的產生不只是心理或肉體的需要，有時是集中精神做某件事而導致下肢內側的痙攣所產生的錯覺。

人是自然界的生物，判斷錯誤在所難免。在這個繁忙的社會中，因忙碌而很少接觸性，是件遺憾的事。性可說是解決煩躁心情的最佳處方，能舒坦心胸，忘卻一切不愉快的事。若為了工作而忽略性，可是一大損失呢！

但一味訓練大腿內側的性器官神經，會導致過敏及早洩。唯有有效的運用才能增進健康並防止陽痿。

用溫冷浴鍛鍊大腿內側也是不錯的方法。

立禪做太極拳狀，絕不要坐下，保持平衡，訓練腰力。這種方式如同做粗重的工作般，非常有效。

◎痔瘡

聽說現代社會之中，每三個人中就有一位得痔瘡，連修行僧也不例外。原因是

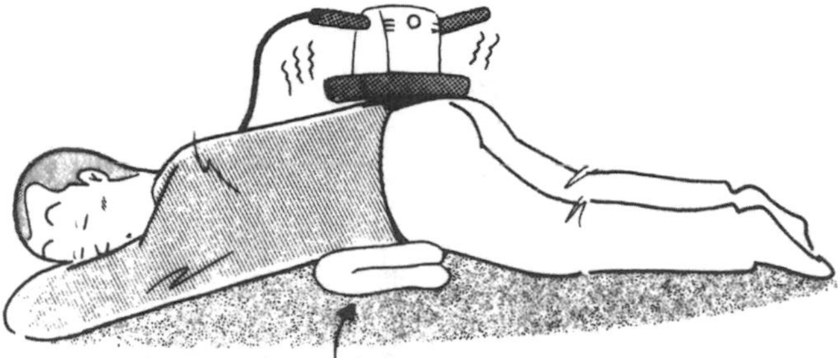

肛門附近產生靜脈瘤。出血嚴重時，就必須動手術。

食物由口進入，從肛門排出，之間經過食道、胃、小腸、大腸與直腸；進行消化時，必須順暢完成，否則會形成「痔」。

痔的大敵是便秘及下痢，若不節制食物的消化性，難以將痔治療好。

其次的問題是腰或骨盤異常，在肛門右側會形成過敏，左半部則產生靜脈瘤。

身體若有左右差的現象，骨盤和腰椎一定會發生異常。神經部分的生活力降低，骨骼會間接受到影響。此時，得用體操療法改善神經作用。用集中性的體操療法，調節骨盤和腰的問題，療效良好。

第三，要注意本身的清潔與衛生習慣。縱使糞便是消化後的纖維素，但卻是黴菌的發源地；所以，機能降低的肛門會化膿。因此，每當上完廁所，一定要用溫水清洗；最好在馬桶上安裝全自動溫水清洗機，只要如廁完畢， 輕按鈕便會自動排水、洗淨及烘乾，可免去麻煩和惰性。

至於皮膚的瘀血情形，可在腹下放個坐墊（如前頁圖所示），然後再放置振動器於背部，讓瘀血擴散。即使出血，也能達到止血效果。但並非如此做，病症就會痊癒，還要充分休息，絕不可任意走動。

禁止吃刺激物、甜食、酒、冰等食品，最好以蔬菜為主食。

◎尿床

一般動物是不會尿床的；而尿床似乎是每一個人必經的過程，唯有經過尿床的階段才算長大。當然，不可用責備的語氣告訴尿床的孩童。尿床的原因不勝枚舉，諸如：體力充沛，白天活動過多；夜晚熟睡；年齡尚輕；或者故意尿床，引起父母親的關心；父母親的期待太高，導致孩子負荷不了；至於被兄弟姊妹冷淡、家庭不和睦、缺乏正規的育兒法等，都有可能發生。

尿床的治療法依情形而定。現在介紹一種較實用的改善方法——睡前，想辦法讓孩子出汗，促進新陳代謝。慢跑就是個很不錯的方法，或者淋浴。溫冷浴的效果最佳，主要是使自律神經活動。

刺激身體也行，如陪孩子玩一場躲貓貓。調節骨骼的活動，確立神經機能支配膀胱。進入棉被後，摩擦腹部，繼而扭動腰，身體溫暖後就可準備睡覺了。

不可對著孩子說一些抱怨、不滿、威脅及起反感的訓語，因為如此易使孩子失去信賴感與安全感。父母與孩子間的對話在於身體的親密接觸，勝過千言萬語，是最佳的溝通方式。

◎頭昏

醫學書籍中的頭昏解釋為：「內耳的平衡器官或者傳達器官的神經發生障礙所引起。」容易產生出血或腫瘤等病狀。

但在一般的頭昏治療欄中的處方竟是「安靜」，這可能是著作醫學書籍的人始料未及的。

有頭昏現象，會感到目眩、天旋地轉。現提供兩點觀察身體的方法——

一、臉朝向前方不動，用眼球觀看左右；其中只有一眼會看得較清楚。31頁曾提過，有這種情形，是腰或身體有了異常引起，可用體操法治療，雙眼就會開始左右轉動。但頭昏嚴重時，體操療法的效果僅有三十分鐘而已；要持續地做，才能增加效果，使骨骼的異常改善。

二、仰臥躺下，放鬆全身呼吸。只有腹部運動，胸部不動時，呼吸焦點在下腹，應想辦法改為上焦呼吸。

這兩點徹底實行，便可改善頭昏、噁心及耳鳴等症狀。

眼球會產生輕微的振動。不可思議吧！醫學書籍並無記載。

眼球後有六條動眼肌，可使眼球上下左右轉動。而頭昏和眼神經細胞有關；因此，要防止頭昏，多注視前方，是最簡易的治療法。

上腹或胸無法充分呼吸時，肩和脖子易硬化，腦神經失調，不但頭暈、耳鳴、眼睛模糊，味覺與嗅覺的機能都會降低。因腦皮層分布著：運動區、動眼區、嗅覺區、味覺區、聽覺區、視覺區、感覺區和語言發聲區。

有些人太陽穴部分的靜脈會浮出，表示靜脈血液流動受到硬化阻礙，所以，循環不順暢，內耳機能惡化，發生頭昏。用指壓法或針灸治療，使硬化部分鬆弛。

◎浮腫

雖說浮腫的部位多在臉、腳，但是浮腫嚴重的話，會遍及全身。臉浮腫與腎有關；腳浮腫則與心臟有關。

診斷病症是醫生、專家的工作，一般人絕不可隨意判斷，知道病情及如何治療才是要點。

體內的廢物無法排出體外時，就會產生浮腫的現象，所以，多喝水很重要，可將血液中的廢物排泄於濾液中，如藥物、色素等。

鹽分、甜點、酒攝取過多，身體也會產生浮腫，繼而影響內臟功能；相對地，生活習慣就如同攝食方式一樣，沒有限制。為了加強內臟功能，多排尿應可解決浮腫的情況。

喝水也須講究方法，囫圇灌的喝法反而會使身體浮腫更形惡化。

一、慢慢地喝。
二、喝溫水，約36度～37度。
三、空腹時服用。
四、採取腰浴（即浸泡下半身）或以暖爐保溫。

以上幾點是改善體質的方法。如果能喝水，就儘量多喝，只要不喝到身體感覺不舒服即可。

讓腎臟正常運作，採用手腳運動法（79頁）。如果感到麻煩，可換另一種方式，採用振動器。長時間站著工作的人為了防止腳浮腫，可利用空閒時間做屈伸運動；若加上振動器，就更好了。

已開始排出大量的尿，表示你的身體狀況逐漸有起色，是轉好的跡象。加油！多努力運動、多喝水，不僅可預防浮腫，還能防止其他疾病。

◎低血壓

血壓低於平均壓100毫米Hg以下，便形成低血壓。雖嚴重性不及高血壓，長壽者亦大有人在；但並不易醒來，經常覺得疲倦，睡眠不足。

低血壓患者，病情較不易根治。改變呼吸異常的現象，並改善上焦呼吸，病情會好轉。這是在西方或東方醫學中尚未發現的治療法。

低血壓症的人有疲勞、衰弱、頭痛、黃昏、心悸、亢進、胃弱、消化不良、四肢寒冷、肩硬化等症狀，這些症狀就是上半身氣虛所引起。一般低血壓患者往往肩膀較低、胸薄、氣色差，且用下焦呼吸法。

多用呼吸法即能改善，最好用「舉手」的姿勢運氣。

一定要確實運動，否則脖子和肩的不快感難以治癒。

脖子或肩不適的症狀，指壓和「舉手」兩者併用，成效更佳。雖然辛苦了些，但在改變體質之前，需暫時忍耐。

運動期間常感到肚子餓，可是別吃得過多，限制食量是必要的；如此一來，不僅會改善身體的不適感，連胃的消化、吸收能力也會增強。

假使你的體力很好，雙手舉起慢跑；在屋內實施亦可。一感覺不舒服，將手放在頭上暫時行走，待呼吸恢復正常再繼續先前的動作。

當然也有適合懶人的作法——

一、雙手放在頭上散步。

二、雙手放在頭上，腰對著左右擺動。

身體虛弱者，可坐在椅子上進行這項運動。起初，雙手和肩有一種無力感，但要克服心理和生理上的障礙，所謂的「苦盡甘來」即為此意。持之以恆，所有的不適感將會消失並回復骨骼的柔軟度。

◎高血壓

一般正常的血壓範圍——

心縮壓：心臟收縮時，將血液壓入動脈管，動脈管擴大之壓力約120～140mmHg。

心舒壓：心臟舒張時，由於血管之彈性，使血管恢復之壓力約70～90mmHg。

人的血壓上升、降低或正常，皆依身體的活動量來判斷。

但血壓有持續性上升或降低的現象，分別稱為特化性高血壓及特化性低血壓，就是由於身體硬化的結果，一般人不曾特別注意。有八成的特化性高血壓患者，服用降壓劑即可防止腦出血的危險。雖然患者減少，但並不代表這種藥劑是萬能，食物的控制、運動量足夠才是首要的治療方法。

家中若有血壓計，分別用左右手量血壓，看是否有差異。如果差異超過10mmHg，深壓血壓高的那隻手及人迎穴，然後慢慢放開，再量一次血壓，會發現左右差的情況已減少。

人迎穴位於頸部正前方，甲狀腺側，從耳後往下傾斜的頸肌與甲狀腺間；將手指放在穴道處，若能感覺到靜動脈，表示正確。

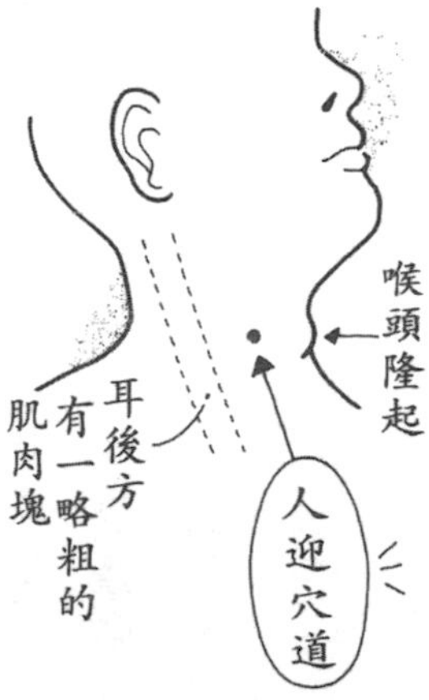

人迎穴可降低血壓，使用針灸，效果顯著。用指壓法亦可。

喉頭隆起、血壓左右有異，顯示骨骼產生異常，要用體操法治療。而左右差不明顯的人，則指壓人迎穴或按摩眼球，效果相同，會讓副交感神經活潑化，傳導更快。

高血壓患者，必須排除萬難，學習下焦呼吸法（參考105頁）；利用振動器促使下半身的氣血循環，血壓會下降。

◎眼睛疲勞

由於電腦、文字自動處理機的普及，使用者的眼睛在長時間觀看下，容易產生疲勞。人們通常將疲勞歸咎於凝視畫面所致。事實不然，因為在筆者的坐禪教室中也曾發生眼睛疲勞的現象。

茲以實驗為證——

腳盤坐，姿勢與平時坐禪一樣，但上半身要稍微往前斜。起初沒有任何感覺，經過5～10分鐘後，腰會酸痛，臉也開始有浮腫的傾向，眼睛感到疲勞、刺痛，與使用電腦的情況相同。因為使用電腦或文字自動處理機時，身體必定前傾，長時間維持同樣的姿勢，當然會疲憊。所以兩者不適感的理由一樣。

治療眼睛疲勞或假性近視，除了矯正前傾的姿勢外，重心要移動，在腳部做簡

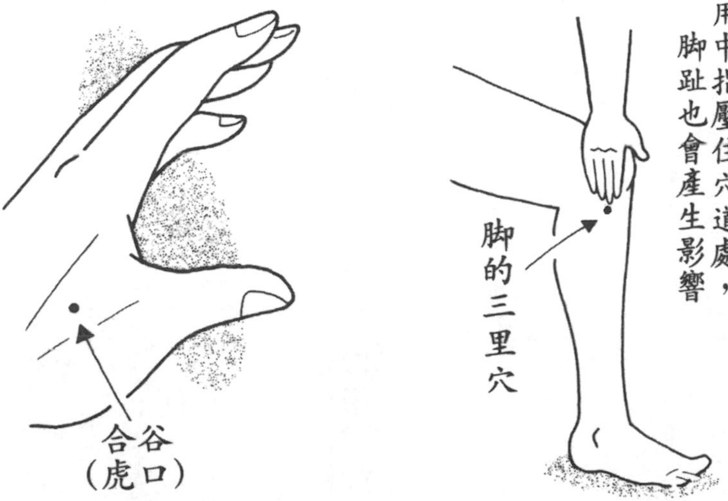

單的治療。在腳部三裡穴處使用針灸療法或做「腳跟著地」的體操法（50頁），讓身體的重心移至後方，然後按摩眼球周圍，將手掌摩擦生熱後放置眼球上方。

用三隻手指輕壓眼球30秒，要施壓至微痛的程度始可鬆手，主要是促進新陳代謝。持續這個動作三十分鐘以上，副交感神經會亢進。心情煩躁、眼睛疲勞、身體違和都可用指壓眼球療法，以充分達到休息的目的。

眼睛的疲勞不完全是姿勢不正引起，有時是肩硬化所致。此時，就採用肩硬化的體操療法或壓合穀（虎口）

處。剛開始有點不舒服，繼續做一段時間就會打哈欠並流淚，表示眼睛已回復正常。

平常就應注意眼睛的保養；別在視力模糊時依然讓眼睛工作，這樣反而會增加負擔。

2. 解決各種病痛的方法

◎頭痛

頭痛的情形有三種——

一種是神經痛；第二種是氣血不均衡；三則是腦方面的疾病。

神經痛大多發生在頭的左右側，是為偏頭痛。原因為肌肉骨骼系異常與體力衰退。所以，偏頭痛的治療法自然從這兩點著手。

肌肉骨骼系的異常用體操法即可治療復原。如果感到倦怠，就可邊做運動邊休息。而身體的衰弱是因體內毒素未排出的關係。這裏所指的毒素並非氫酸鉀之類，而是指儲存過多的酒精、糖分和老化廢物。防止身體受寒才可避免細菌侵入。

儘量讓腹部保持溫暖，減少進食次數；最好躺在床上休息，讓肝臟及腎臟完全清除體內的毒素。

浸泡溫冷浴，並深呼吸，可快速解決頭痛的困擾。

第二種是腦的氣血不均衡，可分為充血及貧血。

頭熱腳冷是充血現象所致；用足浴或肩部的指壓療法，呼吸也改為下焦（參考105頁），即可改善。

呼吸若越過下焦，就會造成貧血、頭痛、氣色不佳。要稍微改變一下呼吸方式。方法參見105頁。

第三種腦方面的疾病是指腦出血、腦瘤等症狀，治療方法有別於前述兩項病症，有賴醫師診斷及治療。

隨時與身體保持親密關係，一旦有毛病，便能迅速檢查出來。

◎牙痛

一般牙痛時都是直接找牙醫師。至於蛀牙，可能麻煩些，與個人的衛生保健有關，即使定期檢查，本身若不注意如何清潔牙齒，仍舊會發生。

通常，牙痛最易影響神經。

牙齒的神經痛和臉的神經痛相同。

肩硬化若沒治療好，就會產生蛀牙。即使每天刷牙，仍會發生蛀牙的現象。如果蛀牙部分已填補，牙齒仍然會痛，表示肩硬化尚未完全好。

由於工作的關係，肩膀會逐年硬化，加上年紀大，牙齒咬合較差，出問題在所難免。

可是，不一定蛀牙就會痛，身體機能狀況也會間接影響到牙齒，治療初期可用出汗減輕痛楚。

而牙痛愈加明顯的原因，是牙齒咬合異常。

早晨起床打哈欠，下巴的關節會發出聲響，這種情形是下巴或頸部、臉的骨骼轉位，所以也容易產生牙痛。

將蛀牙拔除之後，上下左右的牙齒會因缺了一顆而使齒縫變大，牙齒不穩固，呈不自然的咬合。而常使用下巴，也可能導致頸椎彎曲，繼而影響脊椎。

腦神經中有一對三叉神經，感覺纖維的來源是顏面皮膚和牙齒，運動纖維的分布則是咀嚼肌。受交感神經影響，支配內臟的運作功能，以消解體內的毒素。

治療牙齒前，應先矯正骨骼的異常化。否則，若是骨關節失常，一樣會殃及下巴關節，使治療無效。

◎神經痛

皮膚內的神經末梢是接受疼痛的接受器。例如腳趾碰到尖石後會立刻縮回的反應。當我們的腳趾碰到尖石時，就會產生神經衝動，由感覺神經傳入脊髓，而後由聯絡神經元將神經衝動經運動神經元傳至動器，縮回腳。

神經是由許多神經元組成，會因不同的刺激而產生不同的衝動。神經痛會持續數秒至十秒鐘左右，顯示骨骼發生異常而壓迫到神經或體力衰弱引起，對神經產生化學性的刺激。

人類的神經元，依其功能不同，可分為感覺、運動和聯絡神經元三種。感覺神經元的接受器因受刺激而產生的神經衝動會傳入腦或脊髓。聯絡神經元則全部位元於脊髓或腦內。運動神經元負責將腦或脊髓所產生的訊息傳達到肌肉及腺體等動器。

如果神經受損，對人體的影響很大。譬如大腦皮層受損則成植物人等。神經機能下降，分布在神經周圍的骨骼就會產生異常。一般的骨骼異常用X光照不出來；所以，大多利用體操法訓練身體。

手腳部位發生神經痛，起因是背骨處遭到壓迫。利用全體的體操療法最有效。

有些人認為：「被壓迫的地方，用穴道療法即可。」

但如果你瞭解體操療法，會發現成效比穴道療法大，且比藥物治療簡便。

一般的神經痛，在服用止痛劑期間，也要兼顧其他治療法：如腰浴、足浴；加上慢跑，讓身體出汗，效果更佳。

假使晚上受寒，要以兩星期的時間療養身體。這段期間，飲食要加以控制，工作量不宜太多，更不能吃生冷食物，儘量放鬆自己的生活步調，好好調養。

◎手腳受傷

手腳若不幸受傷，不治癒也會自癒。但手指受傷，有時會嚴重惡化成瘭疽。瘭疽和一般化膿不同。化膿是從內部組織開始，範圍雖小，但會產生激烈的疼痛來警告你，有別於瘭疽。

與癤瘡、癰類似，一旦惡化就會和所謂的蜂巢組織炎一樣有生命危險。須以外科手術清除，或用抗生素治療。

別小看割傷或刺傷，一不小心，手指開始紅腫，麻煩即緊接而來。只把傷口洗淨，塗抹消毒藥水，雖能防止外界感染，但卻無法防止血液中的細菌散佈。

所以，必須馬上壓迫傷口附近，將血液完全擠淨，不再流血為止，然後再塗上消毒藥水，包紮。此與一般治療無異。

將消毒、止血過的手腳舉至心臟以上，稍做轉動。禁止喝酒及吃東西，連麻薯、甜點之類也包括其中。卡路里過多反而會滋生細菌。當然，短時間內紅腫和疼痛不會消失。使用振動器幫助手腳運動，回復會更快。

睡覺時，儘量將手放在頭上，避免垂下，使血液循環能流暢些。這種方法不僅對割傷的手腳有效，對家庭主婦長年處理家事造成的雙手粗糙現象也頗具效果。

3．排出身體的老化廢物，讓全身感到舒爽

◎不出汗

中醫的處方原則據說是「汗、吐、下」，也就是將身體內的毒素全部排泄出

來。

儘量出汗，吐也要吐得乾淨；即使是腹瀉，也得完全清除。用這三種方式，會讓身體排出老化廢物，促進新陳代謝。

中醫師認為無法做到「汗、吐、下」的身體，容易罹患各種疾病，如神經痛、腫瘤、支氣管炎、胃潰瘍等。

我們不是醫師，不能亂服藥物，但可利用生活中的行動促進發汗。例如，辣椒，直接刺激胃，就會出汗。或者韓國泡菜、辣椒粉、純威士卡等配料。心情不好時出完汗，整個人會感到神清氣爽。

但是胃弱的人不宜用刺激方式促使身體發汗，否則會使症狀惡化。體力衰弱的人發汗，喝蓮藕湯加薑或冷豆腐加薑，溫和地促進血液循環。要充分發汗，可將腳踝以下浸泡熱水中，也是良好的方法。（參考34頁）

發燒時，身體會利用熱促進新陳代謝。但不可以隨便散熱，要遵照醫師指示，讓體內的老化廢物排出。每日出汗一次是極重要的事，關係整個身體的運作。

◎有無排尿

便秘，常成為話題之一。但能否順利排尿，似乎較不為人重視。

尿液形成的步驟有三個——

一、濾過作用。血自腎動脈進入腎臟，流經腎小球時，除血球及血漿蛋白外，其餘的小分子物質均可進入鮑氏囊，成為腎小球濾液。

二、再吸收作用。藉再吸收作用而收回的物質有葡萄糖、氨基酸、甘油、鹽類及大部分的水等有用物質。

三、分泌作用。將血液中的某些廢物排泄於濾液中，如藥物、色素等。尿液成分：含尿素、尿酸及過多的鹽類和水分。

變成不易排尿的情形時，多半的廢物會從鼻內黏膜滲出，形成鼻涕。如果氣管浮腫，會呼吸困難，有痰。滯留在手腳而浮腫的話，只要一點小傷就會引起化膿，全身氣脈不順，被壓迫的話會形成高血壓。

人體有三分之一的水分，若寒冷、呼吸偏差、衰老、食物攝取等影響排尿情形，會引起百病，所以要多排尿。

要排出正常且多量的尿，光用一般的利尿劑可能無效。因為利尿劑無法清除體內的廢物。

想要排泄正常的尿，可參考79頁的「手腳運動」振動器。利用振動的原理促進血液循環，排出的尿味會變濃，但卻是最有效的方法。

身體的排泄功能正常，呼吸困難的症狀就會減少。

◎便秘

人體的消化管由上至下依序為：口腔→咽喉→食道→胃→小腸→大腸→肛門。

食物在大腸中最後剩餘的水分和食物滓渣（主要是不能消化的植物纖維），經過腸內細菌的醱酵，再加上腸壁黏膜所分泌的黏液，即混合成為糞便。當糞便在大腸內累積到相當分量時，就會刺激腸壁，引起蠕動，而將糞便推向直腸，乃產生「排糞的意識」。

而便秘形成之因，是當食渣在大腸停留過久，致使其中的水分幾乎被吸乾，那

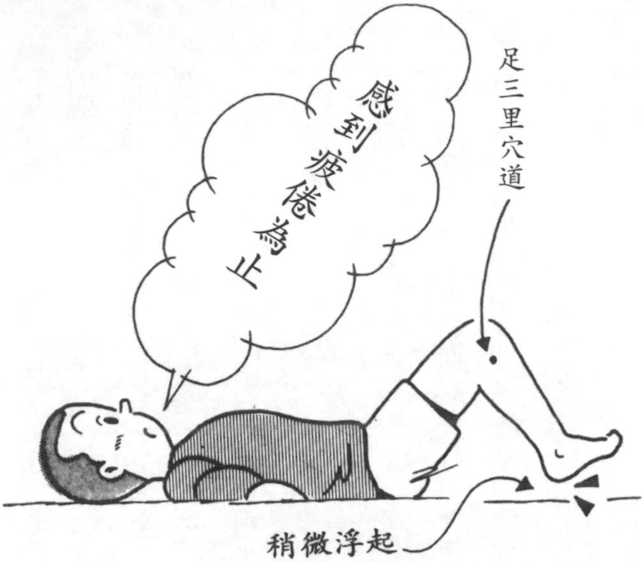

些乾硬的糞便就不易刺激腸管蠕動，因此會產生排糞困難的情況。通常便秘不馬上治癒的話，很可能會形成各種疾病。

多食蔬菜、水果，因果菜中含有多量纖維素，可增加食物殘渣的分量，而有刺激腸管加速蠕動的效果。

多喝開水，時間以中午、晚間最適合。

運動改善以腹肌為主。仰臥，雙腳立膝，腳底稍微浮起；保持這種姿勢，直到疲倦為止。

腹肌活動期間，腸胃也會運動。

做此動作時，將聽診器放置腹

部，可以感覺到腸胃蠕動，發出咕嚕聲。

或者對足三里的穴道針灸也有效。

足三里的穴道位於膝部的下方，針灸之時，重心會移動到腳部，呈後仰姿勢，腹肌會開始運動。

針灸對內臟活動也有相當的影響。

足三里的穴道對神經衰弱的人一樣有效。

4．手、臂、肩異常的療法

◎肩硬化

肩硬化是屬於一般性病症，但並不容易治療。

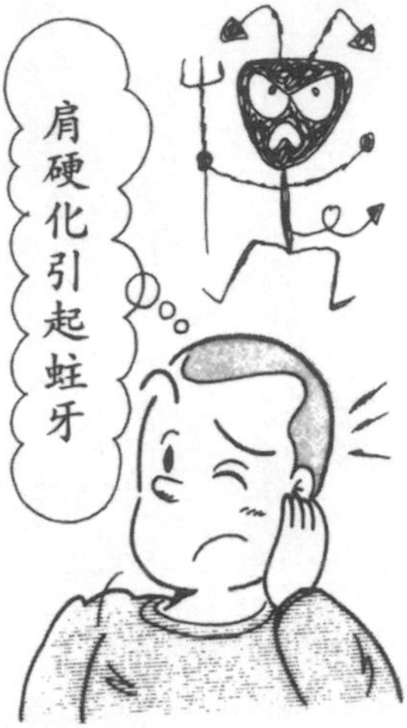

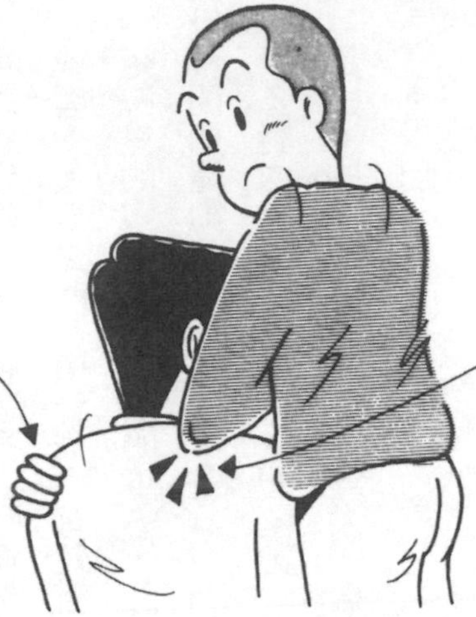

平日精神緊張，容易罹患呼吸、腸胃或心臟循環系方面的疾病。鞋的不合適或者肩用力也會造成肩硬化；腰弱的人為了保持平衡，會在肩部用力。這種肩硬化除了鍛鍊腰、腳之外別無他法。

有些人肩硬化，自己毫不知情或肩部肌肉的感覺已經遲鈍；此種情形若持續，會引起眼睛模糊、臉腺炎、頭暈、耳鳴、牙齦發腫、蛀牙等。肩硬化會直接壓迫血管或神經，降低神經機能。

基本上，要矯正呼吸異常，使用上焦呼吸的人必須訓練下焦呼吸法，下焦呼吸的人必須練習上焦呼吸法。

但呼吸異常已成為習慣性，一時不

易改變，所以，要請家人幫你做指壓。

指壓不光是尋找肩硬化的地方，找出隱藏的壓痛點，進行指壓特別有效。仔細觀察肩的左右差、呼吸上下有無異常、雙肩低落、腰的扭曲等。在腰的左右、腋下找出穴道，如果能順利地完成指壓，肩會自然鬆弛。

在家時，可照右圖動作進行按摩，肘呈90度，放在對方的肩上，輕輕地壓。自信體力充沛者，不妨肩扛著三公尺長度的木材，反覆做膝的屈伸運動。把木材的邊角貼在肩上，宛如指壓，同時可訓練下半身及平衡感，可謂一舉數得。

這是個簡單的運動治療，應不至於占太多時間和體力。

◎頸、肩、腕症候群

手麻痺、疼痛發冷、不易握緊東西等情形，通常醫生診斷後的治療法是用頸椎牽引、保溫袋或按摩等促進頸、肩部的血液循環。

但是，不要只注意頸部或肩，應該重視整個身體，找出真正的原因。

卵子在輸卵管中與精子相遇則受精，在輸卵管即進行有絲分裂而開始發育並下移至子宮著床，發育成胚胎。四週後，心臟開始搏動，至八週已形成頭、臉、四肢等而初具人形。直至第九個月，胎兒發育成熟，即分娩。這就是人類形成的過程。

而我們的四肢不只是為了維持生命才產生；所以，才有頸、肩、腕症候群或冷虛症發生。

呼吸和姿勢與頸、肩、腕的疼痛及麻痺有直接關係，因此，必須使用體操療法或改善呼吸異常及調整骨骼。恢復後，手麻痺和冷虛弱的現象會消失。

中年期後，要挪出多一點時間調整姿勢及呼吸，才能永保健康。

◎末梢神經麻痺

神經麻痺常會引起腦出血及半身不遂等症狀。當然也有因不慎割斷神經而造成麻痺現象。

我們視平日能自由行動為理所當然，若有一天突然無法行動時，就會驚慌而不知所措。

現在舉個例子：A君是個上班族，有天喝了些酒，在公車上睡著了。當時他靠著椅子的扶手休息，到了終站時，忽然發現手竟然不能動，手腕無力地垂落，雖能握拳，卻無法鬆開。

這種情形稱為末梢性橈骨神經麻痺。橈骨神經分布在腕的背側，有拉起手腕的作用；此處神經被切斷就會變成A君的結果。而A君的情形可能是分布在肘上方的橈骨神經被椅子壓迫的關係。

只消十幾分鐘時間就可破壞末梢神經，卻需要近半年的時間才可復原。

A君當時的腕和肩有倦怠感。從那個時候起，末梢神經功能降低。

無論是末梢神經被壓迫或因外傷被切斷，抑是腦血管破裂、異物阻塞在血管，皆需花相當長的時間做復建治療。

失去肌腱的柔軟性時，也會在手腳前端發生異常。

特別是中年以後，背脊彎曲惡化時，就會出現和前述的例子同樣的症狀。

而A君自從這件事後，再也不敢隨便喝酒了。

5・強化腰部

◎腰痛

幾十年前的美女都是豐胸細腰，盈盈可握的樣子。而現代人與她們比起來腰似乎顯得粗大。粗腰的女人，容易使人聯想：是一群鄉下女人做著粗重的工作所致。連維納斯也是粗腰，不似現代人般窈窕。

以往會腰痛的人，年齡約在四十歲以後。現在，由於生活忙碌，沒有時間鍛鍊身體，以致腰痛的年齡層降低並大幅增加。而所謂細腰的女人，在目前看來也不過純欣賞罷了。

腰痛分為椎間板、疝、腰椎的分離症。腎結石是因腎臟引起，也會影響腰。民間療法是使用壓迫的方式，頗具危險性，做之前要考慮清楚。

•腰痛的原因

(1)體液的問題
缺氧、食物、排泄機能降低

(2)精神的問題
生活方式、依賴心、精神緊張、不平不滿、性

(3)骨骼的問題
肌肉的偏倚疲勞、骨骼的異常、老化

(4)呼吸的問題
腹式呼吸、吸收氧的能力

輕輕地做指壓，就會產生不錯的效果。但是腰椎是對著腹部的前方彎曲，所以移動時，腹側會痛；因此，不可以從腰的上方壓迫，一定要從側面或斜下方做指壓。

不要忘記，想消除腹部及下肢內側的異常緊張，控制食量是必要的，腹部並應保溫。

做完腰背部的指壓法，再使用體操法，效果更佳。

體操法原本就是治療腰痛的方法，在此更是不可或缺的基礎療法。要確實認真地做完每一個動作。

腰痛嚴重時，一天需要使用三次體操療法；幾天之後，換「放下臀部」（53頁）或「扭曲療法」（63頁）治療。

腰痛的原因大部分是姿勢不正確或下肢內側不健康。

腰痛治癒後，痔、便秘或婦科疾病等也會痊癒。由此可知，身體的每一機能都是互相連動的。

◎膝痛

「膝積水，非常痛；剛才讓醫生將水抽出，舒服多了。」

但是太常抽水，依賴心會加深，成為一種習慣，要特別注意。

中年期後，腳的老化或骨骼異常所引起的膝痛不易痊癒，光到醫院抽取淋巴液也不是根本之計。

膝積水會形成運動障礙。人體本身很微妙，當你有了毛病之後，會自動讓你休息。當然疼痛會消失，但仍不可隨便走動。

可是完全不動，膝周圍的肌肉機能會降低，排泄機能也會下降，反而使問題更嚴重。要治療膝痛，只能將下肢靠在牆壁做運動。腳踝綁著五百公克至一公斤重的物體，做膝的屈伸運動。慢慢做，不要急。

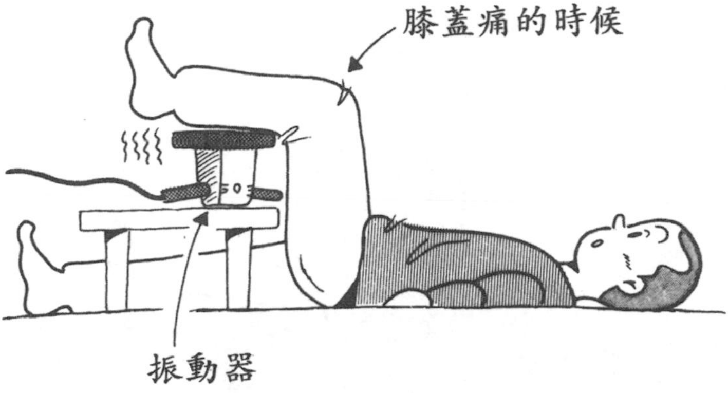

一邊的膝垂直貼在牆壁上，另一邊的膝則對著牆壁上下移動，然後兩膝的距離拉開約五十公分左右，完全屈伸。反覆做這個動作。

這個運動的目的在訓練膝的活動力，直到膝疲倦了始可停止。

先訓練膝痛的那一隻腳，等痊癒後，再活動雙腳。

腳踝浮腫，會留下襪子鬆緊帶的痕跡。將振動器翻過來放在被爐上，然後把疼痛的腳置於上方振動，幾分鐘後疼痛感會消失。

用這些運動療法治療至某一程度後，就使用稍緊的護膝帶，加強膝關節，並時常走動。

為了使氣血能循環至下半身，要使用下焦呼吸法。

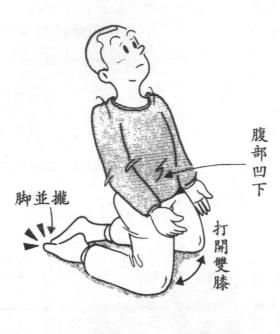

◎小腿抽筋

大部分的人都有過小腿腓腹肌痙攣的經驗。而這種痙攣有別於腦神經引起的痙攣，會自然痊癒，但常會阻礙睡眠，非常不方便。

發生小腿抽筋，腳踝要對著筋骨的那一方彎曲，並活動腳趾；拇指用力地指壓浮起於腳掌心的筋。雖然會痛，但要忍耐。幾分鐘後，痙攣會消失。

通常，小腿會抽筋是由於走路的姿勢不正確所致。

昂首闊步的人是用大腿的肌肉

使力，小腿反而成為輔助力；小步行走則是使用小腿的肌力，腓腸肌較易產生痙攣。

提供幾種步行的姿勢——

一、大步直走，避免東張西望。

二、走樓梯時，把重心放在腳踝上。

三、下肢抬高，持續這種姿勢約三分鐘，可消除小腿的瘀血。

四、採立膝的姿勢，身體整個向後仰，保持這種狀態三分鐘。

採用以上的幾種方式，就能夠改善身體的老化情況。

人的身體從腦、內臟至四肢，連動性是相當緊密的，很難單一行動。身體的行動能力是由骨骼肌供給的。骨骼肌與內臟肌不同，是可以由意識控制的；除非受到損傷，它也可以接受命令。骨骼肌一般都用叫作肌腱的一條一條組織連在骨頭上，即是通常所謂的筋。

相撲選手及有氧舞蹈的老師都是大腿粗、小腿細的情況，因為他們的運動是以大腿為重心。而以大腿為重心的運動比較好。

6．身為女性不簡單

◎更年期障礙

所謂「更年期障礙」，是指五十歲前後的女性面對老化時的一個關卡。月經會停止，子宮不再排卵，身體機能逐漸衰退，各種疾病也逐一出現。當然，有些人無法適應，有些人則坦然接受事實。

頭痛、頭暈、煩躁、焦慮、臉紅心跳等症狀會隨著更年期的到來一一出現。這些症狀與骨骼、呼吸偏倚時的情況相同，所以用呼吸法改善，也就是前文曾提的三焦呼吸法。

利用指壓法也有效。症狀嚴重時，服用荷爾蒙製劑也行。

丈夫在家庭裏扮演著幫助太太度過關卡的決策者，用輕柔的話語與指壓，讓妻子能輕鬆度過更年期的障礙。指壓時，儘量在小指用點力道或用拇指及手掌施壓。

脖子宛如根固定般的硬化，用指壓、保溫的方式即可消除。腋下或大腿內側是重要的指壓點。

人類是極微妙的生物。諸如蛾、蟬，生產過後即死亡；而更年期可算是具有生產能力的女性之終點！

抱怨逝去的青春只是惘然，應該慶祝人生另一階段的再開始！

◎主婦濕疹

羅伯．科赫是細菌的第一位發現者；巴斯德發現細菌是引起疾病的原因。一般肉眼看不到細菌，所以我們較沒有警覺性。

主婦濕疹也是一樣，被認為是清潔劑或水質惡化所引起。

我們一聽到主婦濕疹，即聯想到合成清潔劑。其實不然。

患了濕疹的年輕媽媽，大多擁有一雙纖纖蔥指，只是膚色白且有水腫現象。她們肩膀的肌肉不發達。

手指的神經從頸椎間出發，延伸至末端。此處的肌肉需要柔軟且豐富，否則神經易受壓迫。

遠古時代的女性個個身強體健，神經和血管的通路正常，所以不生濕疹。

現代社會的男女為生活忙碌，運動缺乏，女性更顯得嬌貴。也許這是主婦濕疹增加的原因。

即使再嬌貴，也要做家事。結果因工作繁重，使皮膚老化，受不了清潔劑的刺激而產生濕疹。

治療對策有三種——

一、改善飲食不均衡並慎選食物。

二、鍛鍊上半身的肌肉，特別是肩的前側。如果家中有嬰兒，則將背袋交叉在胸前，直接繞過肩膀往後拉綁。如此一來，能夠自然地鍛鍊身體。

三、要改善血液循環，仔細地實行「舉手腳振動」和「上焦呼吸法」及「溫冷浴」等運動。

終章

培養憂患意識

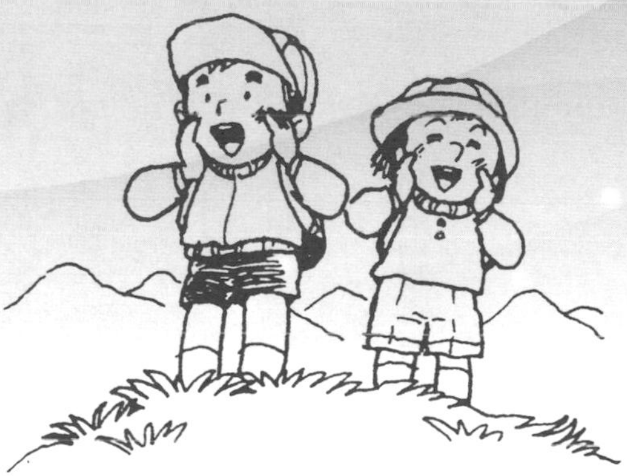

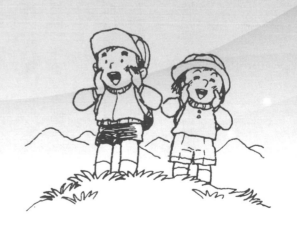

1．疾病就是健康

白隱禪師坐禪時曾說過一句話：「眾生本是佛。像水和冰，離開水就無冰，眾生之外便無佛……」

乍聽之下，覺得似乎與我們不相干，但仔細一想，彷佛已能體會這弦外之音。佛教經常說：「色即是空，空即是色。」或說：「煩惱即菩薩。」等訓語，一般人似乎難以理解。

也常聽到：「對那些和尚的訓話，實在感到厭煩！」而所謂的「疾病即健康」就是此類。雖然覺得麻煩，但是認識兩者之間的關係，將疾病當成生命的開始，一切都會變得容易。

若有以下症狀，如流鼻水、眼睛充血，會認為：「大概感冒了！」利用體操法可消除身體的異常現象。

使身體成鞠躬狀，維持這個姿勢，用手指敲著骨椎的最上方凹下去的部分。這種方式主要是把下焦呼吸改為上焦呼吸。用上焦呼吸法，身體會發熱，頸部和額頭會出汗，體溫約在攝氏37.5度。

這種微熱會持續幾小時，然後感冒的徵兆會完全消失。體溫會自動升高，讓全身冒汗，促進血液循環與新陳代謝。待工作完畢後，體溫自然下降。

而發燒主要是排泄體內的老化廢物，通常一天內就會退燒。但有些人卻連續發燒好幾天，表示體內的老化廢物太多，無法一次消耗完。

2．感冒是百藥之王

從身體各方面來說，標準體溫的上下限並無太大的區別，只有從感冒才可看出身體的各種疾病。

體溫上升至某一程度，對身體而言是必要的；但是身體不健康的人，體溫可能就無法順利上升、下降。身體異常會對自然痊癒力產生抗體，要想辦法恢復健康，足浴、腰浴或運動都有效。

腰浴是指浸泡肚臍以下的部分，上半身最好圍條浴巾，以免受寒。近來也有人在浴室裝置暖氣設備或使用煤油爐。但是這種方法太危險，容易形成缺氧，有一氧化碳中毒的危險性。腰浴時，別將手放在水中，交叉於頸後或平放在浴缸邊緣；主要目的是使胸部呼吸順暢。

浸泡一段時間後，身體會漸漸出汗，然後清洗背部。記得將體溫計帶進浴室。此時體溫應該在攝氏三七·五度左右，臉會發熱，有點呼吸不順暢。不過別擔心，這並不是缺氧的現象。

進行到此，就可出浴擦拭身體，之後要補充維他命C及水分。實際上，溫冷浴的效果比較好（有關溫冷浴，參考110頁），雖是用人工方法排泄體內的老化廢物，但是，唯有如此，才能預防真正的感冒。

3·要認真地對抗疾病

人類是屬於自然界的一分子。每一種生物都與土地、空氣、水發生複雜的相互作用，影響其他生物；人類亦然。婦女每個月會排卵一次；人們也會產生食慾；在豐收的季節裡有可能成為某些動物的覓食對象。

當外界有所改變時，我們的身體也會隨著環境改變，而在這變化過程中，會產生緊張不安的情緒。無論身體如何變化，我們一定要配合自然的運行。

「今年的冬天很冷，可是我不會再生病了。」說這種話的人表示他的身體已完全康復了。

稍微刺激身體，有時給予寒冷的緊張、運動緊張或空腹緊張以鍛鍊生命的持續力，增進健康，疾病會相對地減少。

預防注射對流行性感冒、肝炎、霍亂等某些特定疾病十分有效。

在高度科技化的社會中生活的人，和遠古時期與大自然抗爭的人類不同。如果聽任社會的變遷，身體反而會更加虛弱。虛弱的身心容易使疾病趁虛而入，導致百病叢生。身體並不喜歡生病，只是元氣薄弱，稍有風吹草動即受感染。

以前的人被大自然征服，因此他們鍛鍊了一身健康的體魄，強化身心；元氣則是愈來愈增加。由於人類的智慧創造了科技時代；因此，人定勝天成了壓倒性的勝利。高度的外科手術、荷爾蒙、抗生素和器官移植，讓生命延續得更長。

也因高水準的生活，致使地球的環境污染益加嚴重，而有溫室效應的產生。人縱使為萬物之靈，若不改善我們的地球，終將走上毀滅一途。

生病如同死亡，是人生的必經過程，不要視為畏途，應該勇敢地面對。人生不就是一連串的挑戰嗎？

珍惜自己的身體，與身體保持親密關係，時時關懷與照顧。勇敢地面對人生的每一道關卡。疾病並不可怕，可怕的是你不懂得如何治療與預防。

照顧身體實際上非常容易，只在於有心或無心罷了。

4．讓身體的智慧，療癒你的潛意識創傷

一、別讓壞情緒卡住了你

美國著名的精神神經免疫學的科學家甘蒂絲．柏特提供了一個科學上的研究突破，她發現那些包含情緒的分子分布在人體全身，而不只是像傳統老派的科學家以為，那些包含情緒的分子只存在頭腦裡。這項科學上的突破，讓我們理解到情緒儲存在全身各處。

這些承載情緒的分子儲存了我們一生所有的經驗。過去卡住的感覺與情緒，無論我們的頭腦記得與否，都會保留在這些細胞裡，創造了我們的潛意識，因為這些情緒分子／細胞在我們的全身，所以我們的身體就是我們的潛意識。

我們的身體儲存了所有過去的經驗帶給我們的影響和反應，就好像電腦一樣能

夠紀錄我們所有的體驗。尤其是那些讓我們難過、痛苦、我們不想回憶的經驗或創傷。例如：強暴的恐懼、暴力的驚嚇、失親的悲哀、失業的焦慮、被遺棄的慌張，這些負面的經驗特別會被我們壓抑到潛意識裡。

我們的身體非常的聰明，時常會自動讓我們把我們無法忍受的經驗忘掉，可是我們沒有真正的忘掉，這些經驗都埋在我們的記憶存庫裡，這個存庫就是我們的身體。瞭解到這項事實，就能夠理解為什麼刺激我們的身體，例如：透過深呼吸、動作或按摩會觸動我們的情緒，或是我們的感官經驗藉由音樂、味道、食物、觸碰、觀看會刺激過去的一些記憶。

我們壓抑到潛意識的情緒如果沒有釋放掉，會累積在身體裡，成為緊繃、酸痛以及其他氣阻塞的現象，長久時間下來會變成內傷、疾病與細胞病變。其實我們的身體是有智慧的，它能夠自動地排除負面情緒累積在中央神經系統裡失調的能量。可是，因為我們從古代社會到現在，漸漸遠離聆聽大地之母與我們身體的智慧，愈來愈偏向用我們的頭腦與邏輯過生活，在乎我們外在的形象而非內在的直覺。

二、別把這些情緒放在眼裡

當我們不抗拒、不壓抑任何負面情緒，而去聆聽我們身體會如何帶領我們釋放這些情緒，我們就能夠自然的把它排掉。如果我們願意進入我們的身體去感覺過去某個經驗或創傷帶給我們的感覺，觀察我們身體裡起伏震盪的能量，跟著這個顛簸的能量動我們的身體，發出體內的聲音，身體就會自動讓這股能量釋放到底，最後，我們的中央神經系統就可以回到一個協調平衡的狀態。

所有的生物都擁有能夠平衡體內能量的智慧。有一次在身體心理學療愈創傷的訓練中，老師放了一段影片給我們看，影片中有一隻白色的北極熊在雪地中慢慢走路，然後北極熊頭向後轉，看到了敵人，它開始加快速度往前奔跑。老師告訴我們這是因為北極熊碰到威脅，必須要逃跑才能生存。我們看著它奔跑了一陣子，有時它會回頭看還有沒有被追，最後北極熊開始慢下來。可能威脅它的敵人消失了，它停在一個四肢著地的姿勢，開始瘋狂甩動身體，我們看得出它的動作是非自願的，沒有任何到控制，也就是中央神經系統受到威脅的反應後，自然的透過北極熊的身體釋放出來。

北極熊看起來像一個受到驚嚇很害怕的人，無法自主的不斷抖動，直到它的身體自動停下了來，然後又回復到一開始的緩慢步伐。這是因為北極熊的身體自然排光了儲存在中央神經系統裡起伏顛簸的能量，回到了身體系統平衡的狀態。

其實我們人類能夠像北極熊一樣允許我們的身體釋放恐懼或焦慮的能量，可是人類長大之後就不願意破壞自己的形象，不願意讓我們的身體與聲音自然的發洩。我們害怕會被視規為野獸、怪物或瘋婆子，我們寧願把負面的情緒、激動的能量藏在內心裡，用一個斯文、有禮貌、淑女、文明的外表把它包裝起來。我們寧願讓自己的身體、心情極度不舒服，說服自己與他人「沒事」，怎樣都不願意讓自己像北極熊一樣的放自然，讓體受內的能量帶動我們，平衡我們，讓身體的智慧自動療愈我們。

長久壓抑我們的負面情緒，除了會造成疾病之外，也會影響我內心的狀態、個性與生活模式。沒被釋放的情緒容易把我們困在黑暗裡，造成易怒、暴力、逃避、退縮、憂鬱、麻木，或者像遊魂一樣，身體在動，心卻沒感覺的在過生活，好像你的靈魂已經抽離了。

通常卡在這些現象的人，底下的情緒是焦慮、憤怒、恐懼與悲哀的。可是因為這些情緒太痛苦了，沒有人教我們如何面對它、釋放它，所以我們自然會將體內擁有的這些負面感覺隔離起來，這帶給我們的身、心、靈太多不必要的負擔。

三、練習：透過肢體與聲音得到平衡

△找一個讓你覺得有安全感、能夠獨處、不會被打擾的地方。

△你可以選擇放一些讓你能夠進入你內在的音樂，不用考慮太多，按照你的直覺選擇當下你想聽的音樂，沒有音樂也可以。

△站著，把眼睛閉起來，雙手放在腹部，吐氣的時候讓腹部扁下去，吸氣的時候讓腹部膨脹，運用腹部呼吸。記得呼吸得越深，越容易把潛意識的感覺帶上來。

△繼續呼吸，同時觀照你的專注力比較被身體哪個不舒服的地方吸引，例如：糾緊的胃部、悶悶的胸口、繃緊的腿、沉重的頭、疼痛的肩膀。

△加強你的呼吸到這個不舒服的地方，用更深的吸氣去觸碰它、感覺它，眼睛保持閉著，開始讓身體動出那個地方的感覺，發出它的聲音，剛開始可以做得誇張一點，讓內在的感覺加倍透過聲音與動作表達出來，記得要放下你的自尊與任何自我批判。頭腦只是見證者，讓身體的直覺帶動你。你可以跳、叫、罵、哭、抖、甩、摧、踢，動作一下快或聲音一直改變都可以。

△非理性的讓自己毫無保留的動到底，不管你在做什麼，都要保持深呼吸與對身體的覺察力。動到你發現裡面有舒服、輕鬆、平靜的感覺，好像能量變得很順暢、身體很打開、放鬆。

△當你感覺這些正面的能量時，坐在一個舒服的位置，脊椎保持直的，肩稍微往後，讓胸口保持敞開。眼睛閉著，繼續深呼吸，從腹部開始膨脹，以輕鬆又敏銳的心觀照體內這些舒服的感覺，這些舒服的感覺在哪？造成什麼樣的心情與情緒？

然後，熟悉、享受、感恩你的身體，並與內在所有的能量和資源聯結。

國家圖書館出版品預行編目資料

驚奇順勢療法，健康研究中心主編，初版，
新北市：新視野 New Vision，2023.11
面；公分--
ISBN 978-626-97314-0-4（平裝）

1. CST：順勢療法

418.995 112005052

驚奇順勢療法

健康研究中心　主編

〔出版者〕新視野 New Vision
〔製　作〕新潮社文化事業有限公司
〔製作人〕林郁
電話 02-8666-5711
傳真 02-8666-5833
E-mail：service@xcsbook.com.tw
〔總經銷〕聯合發行股份有限公司
新北市新店區寶橋路 235 巷 6 弄 6 號 2F
電話 02-2917-8022
傳真 02-2915-6275
印前作業　東豪印刷事業有限公司
印刷作業　福霖印刷有限公司

初　　版　2023 年 11 月